Hildegard Lüdecke

Copingstrategien bei rezidivierenden Kopfschmerzen

Hildegard Lüdecke

Copingstrategien bei rezidivierenden Kopfschmerzen

Eine Analyse von Kindern der vierten Grundschulklasse

Südwestdeutscher Verlag für Hochschulschriften

Impressum/Imprint (nur für Deutschland/only for Germany)
Bibliografische Information der Deutschen Nationalbibliothek: Die Deutsche Nationalbibliothek verzeichnet diese Publikation in der Deutschen Nationalbibliografie; detaillierte bibliografische Daten sind im Internet über http://dnb.d-nb.de abrufbar.
Alle in diesem Buch genannten Marken und Produktnamen unterliegen warenzeichen-, marken- oder patentrechtlichem Schutz bzw. sind Warenzeichen oder eingetragene Warenzeichen der jeweiligen Inhaber. Die Wiedergabe von Marken, Produktnamen, Gebrauchsnamen, Handelsnamen, Warenbezeichnungen u.s.w. in diesem Werk berechtigt auch ohne besondere Kennzeichnung nicht zu der Annahme, dass solche Namen im Sinne der Warenzeichen- und Markenschutzgesetzgebung als frei zu betrachten wären und daher von jedermann benutzt werden dürften.

Coverbild: www.ingimage.com

Verlag: Südwestdeutscher Verlag für Hochschulschriften GmbH & Co. KG
Heinrich-Böcking-Str. 6-8, 66121 Saarbrücken, Deutschland
Telefon +49 681 37 20 271-1, Telefax +49 681 37 20 271-0
Email: info@svh-verlag.de

Zugl.: Essen-Duisburg, Uni, Diss., 2010

Herstellung in Deutschland:
Schaltungsdienst Lange o.H.G., Berlin
Books on Demand GmbH, Norderstedt
Reha GmbH, Saarbrücken
Amazon Distribution GmbH, Leipzig
ISBN: 978-3-8381-3028-6

Imprint (only for USA, GB)
Bibliographic information published by the Deutsche Nationalbibliothek: The Deutsche Nationalbibliothek lists this publication in the Deutsche Nationalbibliografie; detailed bibliographic data are available in the Internet at http://dnb.d-nb.de.
Any brand names and product names mentioned in this book are subject to trademark, brand or patent protection and are trademarks or registered trademarks of their respective holders. The use of brand names, product names, common names, trade names, product descriptions etc. even without a particular marking in this works is in no way to be construed to mean that such names may be regarded as unrestricted in respect of trademark and brand protection legislation and could thus be used by anyone.

Cover image: www.ingimage.com

Publisher: Südwestdeutscher Verlag für Hochschulschriften GmbH & Co. KG
Heinrich-Böcking-Str. 6-8, 66121 Saarbrücken, Germany
Phone +49 681 37 20 271-1, Fax +49 681 37 20 271-0
Email: info@svh-verlag.de

Printed in the U.S.A.
Printed in the U.K. by (see last page)
ISBN: 978-3-8381-3028-6

Copyright © 2012 by the author and Südwestdeutscher Verlag für Hochschulschriften GmbH & Co. KG and licensors
All rights reserved. Saarbrücken 2012

Inhaltsverzeichnis

1	Einleitung	5
2	Komponenten der subjektiven Schmerzwahrnehmung und Schmerzverarbeitung	7
2.1	Schmerzcharakterisierung	8
2.1.1	Schmerzqualität	8
2.1.2	Schmerzkomponenten	9
2.1.3	Schmerzbewertung	10
2.2	Kindlicher Kopfschmerz	12
3	Epidemiologie von Kopfschmerzen im Kindes- und Jugendalter	18
4	Schmerz in der kognitiven Entwicklung nach Piaget	21
5	Modelle zu Krankheitsrisiken und zu gesunderhaltenden Faktoren	24
5.1	Diathese-Stress-Modell	24
5.2	Salutogenese-Modell	25
6	Kindliche Copingstrategien bei Schmerzen	27
7	Professionelle Strategien bei kindlichen Kopfschmerzen	30
7.1	Therapie des Kopfschmerzes vom Spannungstyp bei Kindern	30
7.2	Therapie der kindlichen Migräne	31
7.2.1	Nichtmedikamentöse Migränetherapie	32
7.2.2	Medikamentöse Migränetherapie	32
7.2.2.1	Differenzierte Therapie des akuten Migräneanfalls	33
7.2.3	Prophylaxemaßnahmen bei kindlicher Migräne	36
7.2.3.1	Nichtmedikamentöse Migräneprophylaxe	36
7.2.3.2	Medikamentöse Migräneprophylaxe	39

7.3	Medikamentöse Migränetherapie bei Kindern und Jugendlichen in den USA – Unterschiede zu Therapieempfehlungen in Deutschland	42
7.4	Medikamentöse Migräneprophylaxe im Kindes- und Jugendalter in den USA	44
8	**Methodik**	**47**
8.1	Studienaufbau	47
8.2	Fragebögen	47
8.3	Versuchsdurchführung	48
8.4	Das Essener Kinderschmerzinterview	48
8.5	Auswertung der Schmerzinterviews	50
8.6	Einteilung der Bewältigungsstrategien in unterschiedliche Subgruppen	52
8.7	Statistische Auswertung	52
8.8	Fragestellungen und Hypothesen	53
8.8.1	Geschlechtsspezifische Hypothesen	54
8.8.2	Schmerzspezifische Hypothesen	55
8.8.3	Hypothesen zur Lebensqualität	56
9	**Ergebnisse**	**57**
9.1	Deskription der untersuchten Viertklässler	57
9.2	Beschreibung der untersuchten Intervieweinheiten	58
9.3	Deskriptive Befunde zur Geschlechtsspezifität	59
9.4	Deskriptive Befunde zur Rezidivität von Kopfschmerzen	60
9.5	Deskriptive Befunde zur Lebensqualität	62
9.6	Überprüfung der abgeleiteten Hypothesen	63
9.6.1	Geschlechtsspezifität	63

9.6.2	Schmerzenspezifität	66
9.6.3	Lebensqualität	68
9.7	Intercoderreliabilitäten vor und nach der Fehleranalyse	71
10	**Diskussion**	75
10.1	Diskussion der Ergebnisse	75
10.2	Diskussion der Methodik	81
10.3	Diskussion der klinischen Relevanz	83
11	**Zusammenfassung und Ausblick**	84
12	**Literaturverzeichnis**	85
13	**Anhang**	94
13.1	Tabellenverzeichnis	94
13.2	Abbildungsverzeichnis	95
13.3	Abkürzungsverzeichnung	96
	Anhang A: Regelsystem und Anleitung zur Auswertung der Schmerzinterviews	97
	Anhang B: Essener Kinderschmerzinterview für Kopfschmerzen	102
	Anhang C: Kategoriensystem	103
14	**Danksagung**	104

1. Einleitung

Trotz des hohen diagnostischen Stellenwerts liegen erst seit Ende der Achtziger Jahre Untersuchungen zur kindlichen Schmerzbewältigung vor (Branson, Craig, 1988). Im klinischen Alltag wurden den Kindern häufig für Erwachsene konzipierte Interventionstechniken oder Verhaltensmuster zur besseren Bewältigung ihrer Schmerzen vermittelt. Somit bestand die Gefahr, dass bei Erwachsenen gültige Erkenntnisse unreflektiert auf Kinder übertragen wurden, ohne wichtige, entwicklungsspezifische Unterschiede zu berücksichtigen. Diese Arbeit liefert erstmals Referenzdaten von Viertklässlern für spontan generierte Copingstrategien bei Kopfschmerzen und analysiert diese in Abhängigkeit vom Geschlecht, der Schmerzrezidivität und der gesundheitsbezogenen Lebensqualität.

Rezidivierende Kopfschmerzen im Kindesalter stellen ein immer größeres Gesundheitsproblem dar. Die Gesundheitsberichterstattung des Bundes hat in ihrem Schwerpunktbericht „Gesundheit von Kindern und Jugendlichen" vom Robert-Koch-Institut Berlin (Ellert et al., 2007) hohe Prävalenzen rezidivierender Schmerzerfahrungen berichtet. 30,6% der 3- bis 10jährigen Kinder schildern ihren Eltern wiederkehrende Schmerzen und bei 9,9% treten diese Schmerzen sogar einmal pro Woche oder häufiger auf. Die hier untersuchten Kinder sind Teil der epidemiologischen Längsschnittstudie, die Kinder des Einschulungsjahrganges 2004 und deren Eltern in der Kleinstadt Dorster jährlich und im Jahre 2008 als Viertklässler zu den kindlichen Kopf- und Bauchschmerzerfahrungen befragte.

Prävalenzen für rezidivierende Kopfschmerzen			
	Kindurteil	Elternurteil	N
Vorschule	3,10%	9,60%	555
Erstklässler	12,30%	15,40%	358
Zweitklässler	44,60%	12,50%	287
Drittklässler	41,50%	17,80%	258
Viertklässler	34,30%	21,20%	236

Tabelle 1: *Prävalenzen rezidivierender Kopfschmerzen von der Vorschule bis zum Ende der Grundschulzeit*

In Tabelle 1 ist ersichtlich, dass für die Viertklässler eine Prävalenz von 34,3% für rezidivierende Kopfschmerzen gemäß Kinderurteil ermittelt wurde. Nach Petermann fühlen sich Kinder mit rezidivierenden Schmerzen in hohem Maße in Alltagssituationen beeinträchtigt. Der durch die Schmerzen entstehende Leidensdruck führt bereits im Kindesalter zu einer großen Belastung und kann Auswirkungen auf das gesundheitliche Wohlbefinden und die kindliche Lebensqualität haben.

Die Relevanz dieses Themas im Gesundheitswesen wird in dieser Arbeit aufgegriffen: Die wichtigen Komponenten der Schmerzwahrnehmung und Schmerzverarbeitung werden in Kapitel 2 vorgestellt, bevor in Kapitel 3 auf die Epidemiologie des kindlichen Kopfschmerzes eingegangen wird. Unterschiedliche Studien zeigten, dass Bewältigungsverhalten von Kindern in Schmerzsituationen auch abhängig ist von ihrer kognitiven Entwicklung (Gaffney, Dunne, 1986; McGrath, McAlpine, 1993) und belegen den Zusammenhang zwischen der Genese kindlicher Schmerzkonzepte und den kognitiven Entwicklungsstadien nach Piaget. Aus diesem Grund wird in Kapitel 4 Piagets Stufenmodell eingeführt, das als theoretische Grundlage für das Verstehen kindlicher Schmerzkonzepte und der Entwicklung von Bewältigungsmaßnahmen dient. Kapitel 5 befasst sich sowohl mit dem Modell zu Krankheitsrisiken wie z.B. Stress, belastende Umweltbedingungen und Disposition (Diathese-Stress-Modell), als auch mit dem Salutogenese-Modell, das Gesundheit und gesunderhaltende Faktoren mit berücksichtigt. Die in dieser Arbeit theoretischen Akzentsetzungen verdeutlichen die Notwendigkeit, kindliche Kopfschmerzen im Entwicklungsprozess multimodal und interdisziplinär zu untersuchen und den präventiven Gedanken von Beginn an mit in den Fokus zu nehmen. Das Thema „kindliche Copingstrategien bei Schmerzen" wird in Kapitel 6 näher erläutert. Welche Copingstrategien generieren Viertklässler spontan? Eine Frage, deren Beantwortung auf empirisch ermittelter Basis fundamental ist für die rationale Planung multimodaler pädiatrischer Therapiekonzepte. Kapitel 7 fokussiert auf professionellen Bewältigungsstrategien bei Kopfschmerzen von Kindern, die sich aus nichtmedikamentösen und medikamentösen Therapien und Prophylaxemaßnahmen zusammensetzen. Die kritische Auseinandersetzung mit den deutschen und den amerikanischen medikamentösen Therapieempfehlungen bei Kindern bildet einen Schwerpunkt dieser Arbeit. Die aus dem Vergleich resultierenden Erkenntnisse werden abschließend kritisch beleuchtet. Der Studienaufbau, die Versuchsdurchführung, das Vorgehen bei der statistischen Auswertung, die Fragestellungen und die daraus abgeleiteten Hypothesen werden in Kapitel 8 beschrieben. Anschließend werden die deskriptiven Ergebnisse (Referenzwerte für Viertklässler) sowie die Überprüfung der Hypothesen in Kapitel 9 in Abhängigkeit von den Faktoren ‚Geschlecht', ‚Schmerzrezidivität' und ‚Lebensqualität' vorgestellt und in Kapitel 10 diskutiert. Die Zusammenfassung der Gesamtstudie findet sich in Kapitel 11.

2. Komponenten der subjektiven Schmerzwahrnehmung und Schmerzverarbeitung

Das Wort Schmerz verweist etymologisch auf das lateinische „mordere" (beißen) und das griechische „smerdos" und wird im deutschen Sprachgebrauch für körperliche und emotionale Missempfindungen verwendet. Das englische „pain" ist verwandt mit dem deutschen „Pein", dem altfranzösischen „peine" und dem griechischen „ponos" (Last) und lässt sich vom lateinischen „poena" (Buße, Sühne) ableiten.

Die „International Association for Study of Pain" definiert Schmerz als ein „unangenehmes Sinnes- und Gefühlserlebnis, das mit aktueller oder potentieller Gewebsschädigung verknüpft ist oder mit Begriffen einer solchen Schädigung beschrieben wird." Die Definition sagt aus, dass es sowohl eine sensorische als auch eine emotionale Erfahrung in jedem Schmerzgeschehen gibt. Schmerz wird nicht mehr ausschließlich somatisch, sondern auch als unangenehmes Gefühlserlebnis gesehen. Schmerzen können durch eine Gewebeschädigung verursacht werden, aber auch ohne eine vorliegende körperliche Schädigung als solche empfunden werden. Die Definition der WHO unterscheidet allerdings nicht zwischen akuten und chronischen Schmerzen.

Nach der Schmerzdauer gibt es eine Unterscheidung in akuten, chronischen und rezidivierend auftretenden Schmerz. Der akute Schmerz hat eine Schutz- und Warnfunktion. Er dauert Sekunden bis maximal Wochen und wird ausgelöst durch eine Gewebeschädigung oder endogene Prozesse. Dieser Schmerz bedeutet für den Körper das Signal, eine Schonhaltung bzw. Ruhigstellung einzugehen, d.h. schmerzmeidendes oder heilungsförderndes Verhalten zu zeigen. In der Regel lässt sich der akute Schmerz kausal therapieren und die Beschwerden klingen nach erfolgreicher Behandlung der Verletzung rasch ab (z. B. Sturz eines Kindes beim Spielen).

Chronischer Schmerz dauert sechs Monate und länger. Er hat in der Regel als Ursache pathophysiologische Veränderungen, die bei langandauernden und unheilbaren Krankheiten auftreten. Als Folge einer chronischen Grunderkrankung (z.B. der chronische Arthritis) können anhaltende organische Schädigungen oder Verletzungen des Gewebes auftreten. Die daraus entstandenen Schmerzerlebnisse können sich aber auch von der initialen Schmerzursache lösen und schließlich verselbständigen, so dass ein weiteres, neues

Krankheitssyndrom entsteht. Mögliche Folgeerscheinungen des chronischen Schmerzes – sei er nun somatisch begründbar oder nicht - sind Hoffnungslosigkeit, Angst, Einsamkeit und Depression, die das subjektive Schmerzerleben zusätzlich verstärken können.

Rezidivierendes Auftreten von Schmerzen kann sowohl bei Erkrankungen mit somatischem Befund als auch ohne erkennbare Organschädigungen vorkommen. Häufig besitzen rezidivierende Schmerzen eine unklare Ätiologie. Sie treten unvorhersehbar in Episoden mit unterschiedlicher Intensität, Dauer und Frequenz auf (Mühlig, et al., 2000). Zu den häufigsten rezidivierenden Schmerzerkrankungen im Kindesalter gehören neben Bauchschmerzen und Schmerzen des Bewegungsapparats der Kopfschmerz vom Spannungstyp und die Migräne (Ellert et al., 2007).

Um das Phänomen Schmerz in seiner Vielschichtigkeit besser zu verstehen, werden nachfolgend die Schmerzcharakterisierung mit der Schmerzqualität, den Schmerzkomponenten sowie der Schmerzbewertung detaillierter beschrieben und der kindliche Kopfschmerz genauer in den Blickpunkt genommen.

2.1 Schmerzcharakterisierung

2.1.1 Schmerzqualität

Nach seinem Entstehungsort aufgrund einer organischen Ursache lässt sich der Schmerz in viszeralen und somatischen Schmerz einteilen. Der dumpfe, schwer lokalisierbare Schmerz aus den Eingeweiden wird als viszeraler Schmerz bezeichnet (z.B. durch Ulcusschmerz oder Blinddarmentzündung verursacht), während der Schmerz aus den übrigen Körpergeweben, somit auch der hier thematisierte Kopfschmerz den somatischen Schmerz darstellt. Er wird differenziert in Oberflächen- und Tiefenschmerz. Der Oberflächenschmerz geht von der Haut aus (z.B. durch einen Nadelstich oder Quetschen verursacht) und lässt sich durch einen ersten, gut lokalisierbaren, hellen Schmerz und einen zweiten, schwer lokalisierbaren, brennenden Schmerz charakterisieren. Dieser Befund stützt auf der Annahme, dass sowohl schnell leitende dünne myelinisierte Nervenfasern (Gruppe-III- oder A Fasern), als auch unmyelinisierte Nervenfasern (Gruppe IV-oder C-Fasern) für die Aufnahme und Weiterleitung nozizeptiver Impulse verantwortlich sind (R.Wörz 2001). Der Tiefenschmerz nimmt seinen Ausgang vom Bindegewebe, den Knochen, den Gelenken und den Muskeln (z.B. durch Muskelkrampf und Kopfschmerz verursacht).

2.1.2 Schmerzkomponenten

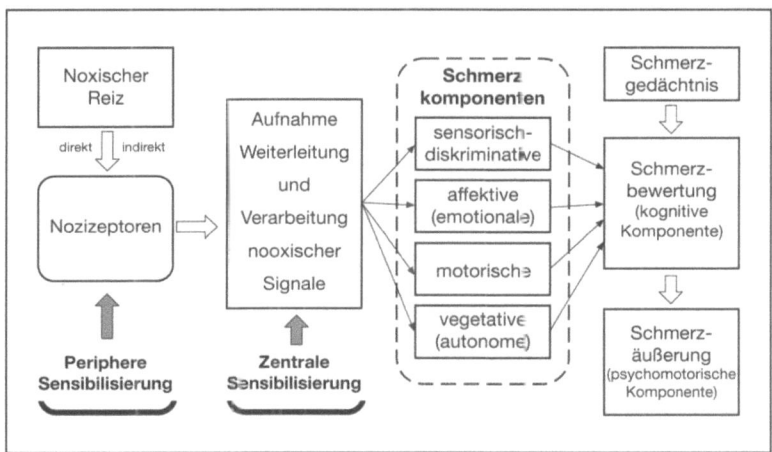

Abbildung 1: Schematische Darstellung der Schmerzkomponenten (Wörz)

Schmerz kann nicht nur als sensomotorisches Ereignis interpretiert, sondern als „homeostatic emotion" gedeutet werden (Craig, 2003). Es existiert eine neurophysiologische Verbindung zwischen Schmerz und Emotion, deren Grundlage das limbische System mit Amygdala, anteriorem cingulären Cortex (ACC), Hyppocampus und Frontalhirnstrukturen ist. Negative Emotionen und körperlicher Schmerz werden in identischen, kortikalen Arealen verarbeitet. Für die Ausprägung des Schmerzerlebens spielen sensorische, affektive, vegetative und motorische Komponenten eine Rolle (Wörz, 2001). Bei der *sensorisch-diskriminativen Komponente* werden durch Reizung von Hautnozisensoren Informationen über die Lokalisation, die Intensität und den Zeitraum eines Schmerzreizes vermittelt. Es findet eine Diskriminierung von den nicht schmerzauslösenden Reizen statt. Die *affektiv-emotionale Komponente* bedeutet, dass ein Sinneseindruck abhängig von der jeweiligen Ausgangssituation lust- und unlustbetonte Gefühle auslösen kann. Dieses gilt für alle Sinnesempfindungen. Der hier untersuchte Schmerz ruft fast ausnahmslos unlustbetontes Unwohlsein und negative Emotionen hervor, Empfindungen, die besonders bei chronischen Schmerzen ausgeprägt sind. Die *motorische Komponente* beinhaltet Flucht- oder

Schutzreflexe, die vor allem bei schmerzhaften Reizen von außen eine große Rolle spielen. Hier kann die Schutzreaktion nach dem Stoßen des Kopfes als Beispiel angeführt werden. Verhaltensäußerungen wie Mimik oder willkürliche Bewegungen als automatisiertes Resultat des subjektiven Schmerzbewertungsprozesses werden psychomotorische Komponente genannt (Wörz, 2001). Schmerzhafte Reize können auch reflektorisch über das vegetative Nervensystem zu körperlichen Reaktionen wie erhöhte Herzfrequenz, schnelle Atmung, Erweiterung der Hautgefäße und Schweißausbrüche führen. Man spricht von der *vegetativ-autonomen Komponente*. Alle vier in Abbildung 1 aufgeführten Komponenten funktionieren autonom, treten aber in der Regel synergistisch auf.

2.1.3 Schmerzbewertung

Für die Intensität der Schmerzempfindung und die Schmerzbewertung sind ebenfalls verschiedene Komponenten verantwortlich. Die Schmerzbewertung stellt die kognitiv-emotionale Komponente des Schmerzes dar, in die die unterschiedlichen Schmerzkomponenten zu einer individuellen Bewertung zusammenfließen. Anteil an der Schmerzbewertung haben die sensorischen, affektiven, motorischen und vegetativen Komponenten. Bei der Schmerzbewertung erfolgt ein Abgleich mit dem Schmerzgedächtnis, d.h. der Vergleich der momentanen Schmerzen mit den Schmerzen, die in der Vergangenheit erlebt wurden und deren Folgen. Die aktuellen Schmerzen werden an den Schmerzerfahrungen der Vergangenheit gemessen und auf deren Grundlage in der aktuellen Schmerzsituation bewertet.

Ob ein Schmerz kontinuierlich oder rezidivierend wahrgenommen, nicht mehr gespürt oder plötzlich erneut wahrgenommen wird, ist demnach ebenfalls von den Folgen und Erfahrungen mit zuvor erlebten Schmerzen abhängig. Hieraus leitet sich in enger Anlehnung an die Lernpsychologie ein weiterer wichtiger Aspekt des individuellen Schmerzwahrnehmungs- und Schmerzverarbeitungprozesses ab, das Phänomen der Verstärkung von Schmerzverhalten durch operante Konditionierung. In Verbindung mit Schmerz bedeutet operantes Lernen, dass Schmerzen für den Körper auch erlernbar sind. Positive Konsequenzen verstärken das vorangegangene Schmerzverhalten (positive und negative Verstärkung), negative Konsequenzen reduzieren es (positive und negative Bestrafung). Durch das Ausbleiben von Schmerzen nach Einsatz von Schonhaltungen erhöht sich z.B. die Wahrscheinlichkeit für den weiteren Einsatz dieser schmerzvermeidenden Verhaltensweisen; sie sind aus medizinischer Sicht jedoch längerfristig oft die Ursache für Körperfehlhaltungen, die wiederum Schmerzen hervorrufen. In diesem Fall hat die empfundene Schmerzerleichterung durch die Schonhaltung also nur kurzfristig eine positive Konsequenz, auch hier müssen Kinder im Verlaufe des Behandlungsprozesses lernen zu differenzieren. Als positive Verstärker können neben sozialer Zuwendung innerhalb der Familie eben auch Schmerzmedikamente dienen, das muss im Bewusstsein des Behandlers sein, wenn er Kopfschmerzen medikamentös behandelt. Kinder verfügen anfänglich über ein geringes Erfahrungsspektrum mit vorangegangenen Schmerzen und daraus resultierend auch über weniger Schmerzbewältigungskompetenzen. Im Laufe ihrer Entwicklung differenzieren sich – vor allem bei rezidivierend auftretenden Schmerzen - jedoch die Schmerzkonzepte aus und werden aufgrund neuer Erfahrungen ständig verändert und erweitert. Mit jeder neu erlebten Schmerzsituation speichern die Kinder ihre Erfahrungen mit den Konsequenzen eingesetzter Bewältigungsstrategien. Es hat also auch aus dieser Sicht eine große Relevanz, Kindern mit rezidivierend auftretenden Schmerzen ein immer vielfältigeres und größeres Schmerzbewältigungsrepertoire zu vermitteln. Sie übernehmen mit größerer Wahrscheinlichkeit Bewältigungsstrategien, die in der Vergangenheit effektiv „schmerzlindernd" waren.

Die vielen genannten Komponenten der Schmerzwahrnehmung und -verarbeitung zeigen die Komplexität des Untersuchungsgegenstandes auf. Als maßgeblich mitentscheidend gelten neben den bisher beschriebenen Faktoren auch noch die Persönlichkeit des Kindes, die Erziehung durch Familie und Schule, das soziale und familiäre Umfeld sowie die ethnische Herkunft. All diese Komponenten spielen ebenfalls eine große Rolle bei kindlichen Kopfschmerzen. Die IHS (International Headache Society) publizierte 2004 eine hierarchische Klassifikation aller Kopfschmerzarten, die ICHD-II (International Classification of Headache Discorders-II). Auf die für die vorliegenden Studien an Kindern relevantesten Formen wird im nachfolgenden Kapitel eingegangen.

2.2 Kindlicher Kopfschmerz

Aus medizinischer Sicht ist zwischen primären und sekundären Kopfschmerzformen zu unterscheiden Die nachstehende Tabelle zeigt einen Überblick über die primären Kopfschmerzen nach der ICHD-II-Klassifikation (2004):

IHS ICHD-II Kode			IHS Klassifikation ICHD_II	WHO-ICD-10NA Kode
1.			**MIGRÄNE**	**G43**
1.1			Migräne ohne Aura	G43.0
1.2			Migräne mit Aura	G43.1
	1.2.1		typische Aura mit Migränekopfschmerz	G43.10
	1.2.2		typische Aura mit Kopfschmerzen, die nicht einer Migräne entsprechen	G43.10
	1.2.3		typische Aura ohne Kopfschmerzen	G43.104
	1.2.4		familiäre hemiplegische Migräne (FHM)	G43.105
	1.2.5		Sporadische emiplegische Migräne	G43.105
	1.2.6		Migräne vom Basilaristyp	G43.106
1.3			Syndrome in der Kindheit, die im allgemeinen Vorläufer einer Migräne sind	G43.82
	1.3.1		Zyklischen Erbrechen	G43.82
	1.3.2		Abdominelle Migräne	G43.820
	1.3.3		Gutartiger paroxysmaler Schwindel in der Kindheit	G43.821
1.4			Retinale Migräne	G43.81
1.5			Migränekomplikationen	G43.3
	1.5.1		Chronische Migräne	G43.3
	1.5.2		Status migränosus	G43.2
	1.5.3		Persistierende Aura ohne Hirninfarkt	G43.3
	1.5.4		Migränöser Infarkt	G43.3
	1.5.5		Zerebrale Krampfanfälle, durch Migräne getriggert	G43.3
			(x) der zusätzliche Kode spezifiziert den Anfallstyp	und G40.x oder G41.x
1.6			Wahrscheinliche Migräne	G43.83
	1.6.1		Wahrscheinliche Migräne ohne Aura	G43.83
	1.6.2		Wahrscheinliche Migräne mit Aura	G43.83
	1.6.3		Wahrscheinliche chronische Migräne	G43.83
			Aggravierende Faktoren	
			Eine Migräne kann durch eine Vielzahl von Faktoren verschlimmert werden. Dies sind Faktoren, die bei einem Patienten, der die Kriterien einer Migräne erfüllt, zu einem länger anhaltenden (üblicherweise Wochen bis Monate) Anstieg der Schwere und der Häufigkeit der Attacken führen. Beispiele für häufig angegebene aggravierende Faktoren sind:	
			> psychosozialer Streß	
			> häufiger Alkoholkonsum oder	
			> oder andere Umweltfaktoren	
			Triggerfaktoren	
			Triggerfaktoren erhöhen die Wahrscheinlichkeit des Auftretens einer Migräneattacke innerhalb eines kurzen Zeitraumes (üblicherweise <48 Stunden). Obwohl einige Triggerfaktoren in epidemiologischen Erhebungen (Menstruation) oder klinischen Studien (Schokolade, Aspartam) gut untersucht wurden, ist es häufig schwierig, im individuellen Fall eine kausale Verknüpfung herzustellen.	
2.			**KOPFSCHMERZ VOM SPANNUNGSTYP**	**G44.2**
2.1			Sporadisch auftretender episodischer Kopfschmerz vom Spannungstyp	G44.2
	2.1.1		assoziiert mit perikranialer Schmerzempfindlichkeit	G44.20
	2.1.2		nicht assoziiert mit perikranialer Schmerzempfindlichkeit	G44.21
2.2			Häufig auftretender episodischer Kopfschmerz vom Spannungstyp	G44.2
	2.2.1		assoziiert mit perikranialer Schmerzempfindlichkeit	G44.20
	2.2.2		nicht assoziiert mit perikranialer Schmerzempfindlichkeit	G44.21
2.3			Chronischer Kopfschmerz vom Spannungstyp	G44.2
	2.3.1		assoziiert mit perikranialer Schmerzempfindlichkeit	G44.22
	2.3.2		nicht assoziiert mit perikranialer Schmerzempfindlichkeit	G44.23
2.4			Wahrscheinlicher Kopfschmerz vom Spannungstyp	G44.28
	2.4.1		wahrscheinlicher sporadisch auftretender episodischer Kopfschmerz vom Spannungstyp	G44.28
	2.4.2		wahrscheinlicher gehäuft auftretender episodischer Kopfschmerz vom Spannungstyp	G44.28
	2.4.3		wahrscheinlicher chronischer Kopfschmerz vom Spannungstyp	G44.28
3.			**CLUSTERKOPFSCHMERZ UND ANDERE TRIGEMINO-AUTONOME KOPFSCHMERZERKRANKUNGEN**	**G44.0**
3.1			Clusterkopfschmerz	G44.0
	3.1.1		episodischer Clusterkopfschmerz	G44.1
	3.1.2		chronischer Clusterkopfschmerz	G44.02
3.2			Paroxysmale Hemikranie	G44.03
	3.2.1		episodische paroxysmale Hemikranie	G44.03
	3.2.2		Chronische paroxysmale Hemikranie (CPH)	G44.03
3.3			Short-lasting Unilateral Neuralgiform headache attacks with Conjunctival Injection and Tearing (SUNCT)	G44.08
3.4			Wahrscheinliche trigemino-autonome Kopfschmerzerkrankung	G44.08
	3.4.1		wahrscheinlicher Clusterkopfschmerz	G44.08
	3.4.2		wahrscheinliche paroxysmale Hemikranie	G44.08
	3.4.3		wahrscheinliches SUNCT-Syndrom	G44.08
4.			**ANDERE PRIMÄRE KOPFSCHMERZEN**	**G44.80**
4.1			primärer stechender Kopfschmerz	G44.800
4.2			primärer Hustenkopfschmerz	G44.803
4.3			primäre Kopfschmerz bei körperlicher Anstrengung	G44.804
4.4			primärer Kopfschmerz bei sexueller Aktivität	G44.805
	4.4.1		Präorgasmuskopfschmerz	G44.805
	4.4.2		Orgasmuskopfschmerz	G44.805
4.5			primärer schlafgebundener Kopfschmerz	G44.80
4.6			primärer Donnerschlagkopfschmerz	G44.80
4.7			Hemicrania continua	G44.80
4.8			Neu aufgetretener täglicher Kopfschmerz	G44.2

Tabelle 2*: Primäre Kopfschmerzen gemäß IHS-Klassifikation (2004)*

In der vorliegenden Arbeit stehen von den primären Kopfschmerzen die Migräne ohne und mit Aura und der episodisch auftretenden Kopfschmerz vom Spannungstyp im Vordergrund. Außerdem wird auf die diagnostischen Kriterien für Vorläufersyndrome der kindlichen Migräne eingegangen. In den folgenden Tabellen 3-7 werden die offiziellen Diagnosekriterien erläutert.

IHS Klassifikation ICHD_II		
1.1	Migräne ohne Aura	G43.0
	Früher verwendete Begriffe: Einfache Migräne, Hemikranie	
	Beschreibung:	
	Wiederkehrende Kopfschmerzerkrankung, die sich in Attacken von 4-72 Stunden Dauer manifestiert. Typische Kopfschmerzcharakteristika sind einseitige Lokalisation, pulsierender Charakter, mäßige bis starke Intensität, Verstärkung durch körperliche Routineaktivitäten und das begleitende Auftreten von Übelkeit und/oder Licht- und Lärmüberempfindlichkeit	
	Diagnostische Kriterien:	
A.	>> Mindestens fünf Attacken[1], welche die Kriterien B-D erfüllen	
B.	>> Kopfschmerzattacken, die (unbehandelt oder erfolglos behandelt) 4-72 Stunden[2,3,4] anhalten	
C.	>> Der Kopfschmerz weist mindestens zwei der folgenden Charakteristika auf:	
1.	> einseitige Lokalisation[5,6]	
2.	> pulsierender Charakter[7]	
3.	> mittlere oder starke Schmerzintensität	
4.	> Verstärkung durch körperliche Routineaktivitäten (z.B. Gehen oder Treppensteigen) oder führt zu deren Vermeidung	
D.	>> Während des Kopfschmerzes besteht mindestens eines:	
1.	> Übelkeit und/oder Erbrechen	
2.	> Photophobie und Phonophobie[8]	
E.	>> Nicht auf eine andere Erkrankung zurückzuführen[9]	
	Anmerkungen:	
1.	1.1 Die Differenzierung zwischen einer Migräne ohne Aura und einem 2.1 sporadischen episodischen Kopfschmerz vom Spannungstyp kann schwierig sein. Daher werden mindestens 5 Attacken gefordert. Patienten, die ansonsten die Kriterien einer 1.1 Migräne ohne Aura erfüllen, aber bisher weniger als 5 Attacken erlitten haben, sollten unter 1.6.1 wahrscheinliche Migräne ohne Aura kodiert werden.	
2.	Schläft ein Patient während einer Migräne ein und erwacht kopfschmerzfrei, gilt als Attackendauer die Zeit bis zum Erwachen.	
3.	Bei Kindern können Migräneattacken 1-72 Stunden dauern (Eine unbehandelte Dauer unter 2 Stunden bedarf dabei noch weiterer wissenschaftlicher Untermauerung durch prospektive Tagebuchstudien).	
4.	Bei einer Migränehäufigkeit von ≥ 15 Tagen/Monat für >3 Monate sollten 1.1 Migräne ohne Aura und 1.5.1 chronische Migräne kodiert werden.	
5.	Bei jüngeren Kindern sind Migränekopfschmerzer häufig beidseitig. Das für Erwachsene typische Erscheinungsbild des einseitigen Kopfschmerzes entwickelt sich meist im jugendlichen oder jungen Erwachsenenalter.	
6.	Migränekopfschmerzen sind in der Regel frontotemporal lokalisiert. Okzipitale Kopfschmerzen, ob ein- oder beidseitig, sind bei Kindern selten und erfordern besondere diagnostische Vorsicht. In vielen Fällen sind die Kopfschmerzen auf eine strukturelle Läsion zurückzuführen.	
7.	Pulsieren meint Pochen oder sich mit dem Herzschlag veränderndj	
8.	Bei jüngeren Kindern kann das Vorliegen von Photophobie und Phonophobie vom Verhalten her erschlossen werden.	
9.	Vorgeschichte, körperliche und neurologische Untersuchungen geben keinen Hinweis auf eine der unter 5 bis 12 aufgeführten Erkrankungen oder Vorgeschichte und/oder körperliche und/oder neurologische Untersuchungen lassen an eine solche Erkrankung denken, doch konnte diese durch geeignete Untersuchungen ausgeschlossen werden oder eine solche Erkrankung liegt vor, Migräneattacken traten jedoch nicht erstmals in engem zeitlichen Zusammenhang mit dieser Erkrankung auf.	

Tabelle 3: IHS- Diagnosekriterien der Migräne ohne Aura

Im Gegensatz zu dem typischerweise pulsierenden Schmerzcharakter des Kopfschmerzes bei Erwachsenen empfinden Kinder unter 10 Jahren mehrheitlich ihre Beschwerden als Druckschmerz. Die Kopfschmerzattacken sind regelhaft kürzer als im Erwachsenenalter und werden in den meisten Fällen (80%) als bilateraler Kopfschmerz beklagt. Als Auslöser einer kindlichen Migräne gelten häufig vorausgehende Traumata wie zum Beispiel eine Gehirnerschütterung, die von posttraumatischen Beschwerden abgegrenzt werden müssen.

	IHS Klassifikation ICHD_II	
1.2	**Migräne mit Aura**	G43.1
	Früher verwendete Begriffe: Klassische Migräne, ophthalmische, hemiparästhetische, hemiplegische oder aphasische Migräne, migraine accompagnée, komplizierte Migräne	
13.17	ophthalmoplegische Migräne (an anderer Stelle kodiert)	
	Beschreibung:	
	Wiederkehrende Erkrankung mit anfallsweise auftretenden reversiblen fokalen neurologischen Symptomen, die sich allmählich über 5-20 Minuten hinweg entwickeln und weniger als 60 Minuten anhalten. In der Regel folgen diesen Aurasymptomen Kopfschmerzen, die die Charakteristika einer Migräne ohne Aura aufweisen. Seltener weisen die Kopfschmerzen nicht die Merkmale einer Migräne auf oder sie fehlen sogar vollständig.	
	Diagnostische Kriterien:	
A.	>> Mindestens 2 Attacken, welche das Kriterium B erfüllen	
B.	>> Die Migräneaura erfüllt die Kriterien B und C für eine der Unterformen 1.2.1-1.2.6	
C.	>> Nicht auf eine andere Erkrankung zurückzuführen	
	Anmerkung:	
1.	Vorgeschichte, körperliche und neurologische Untersuchungen geben keinen Hinweis auf eine der unter 5 bis 12 aufgeführten Erkrankungen oder Vorgeschichte und/oder körperliche und/oder neurologische Untersuchungen lassen an eine solche Erkrankung denken, doch konnte diese durch geeignete Untersuchungen ausgeschlossen werden oder eine solche Erkrankung liegt vor, Migräneattacken traten jedoch nicht erstmals in engem zeitlichen Zusammenhang mit dieser Erkrankung auf.	

Tabelle 4: IHS- Diagnosekriterien der Migräne mit Aura

Ein diagnostisches Problem ist die häufig mangelnde Fähigkeit der Kinder, eine Aurasymptomatik zu beschreiben. Visuelle Auren können von Kindern in der Regel zeichnerisch dargestellt werden (Winner, 2005). Die entstehenden Bilder müssen von den optischen Phänomenen, die bei bestimmten okzipitalen Epilepsieformen auftreten können, abgegrenzt werden. Vor einer Migräneattacke kann es bei Kindern auch zu neurologischer Symptomatik mit dem Wahrnehmen „phantastischer Bilder" kommen. Dieses Phänomen wird als Alice im Wunderland-Syndrom bezeichnet.

Manche Kinder äußern in erster Linie Begleitsymptome wie Übelkeit, Erbrechen und Bauchschmerzen, bei anderen Kindern stehen Schwindel mit Übelkeit im Vordergrund. Die Begleitsymptome Übelkeit und Erbrechen nehmen mit dem Alter zu. Das Kind ist in seiner Aktivität beeinträchtigt, es beendet sein Spielen und / oder legt sich hin (Zernikow, Berrang, 2003). Typisch für die kindliche Migräne ist auch, dass Kinder während einer Attacke einschlafen und nach kurzer Zeit ohne Beschwerden wieder aufwachen.

IHS Klassifikation ICHD_II			
1.3		Syndrome der Kindheit, die im allgemeinen Vorläufer einer Migräne sind	G43.1
	1.3.1	Zyklisches Erbrechen	G43.82
		Beschreibung:	
		Episodisch wiederkehrende Attacken mit starker Übelkeit und Erbrechen, üblicherweise mit stereotypischen Ablauf bei dem Betroffenen. Die Attacken sind verbunden mit Blässe und Lethargie. Vollständige Rückbildung der Symptome zwischen den Attacken.	
		Diagnostische Kriterien:	
A.		>> Mindestens 2 Attacken, welche die Kriterien B-D erfüllen	
B.		>> Episodisch wiederkehrende Attacken von 1 Stunde bis zu 5 Tagen Dauer mit starker Übelkeit und Erbrechen, die bei dem Betroffenen stereotyp ablaufen.	
C.		>> Mindestens viermaliges Erbrechen/Stunde über mindestens 1 Stunde	
D.		>> Beschwerdefreiheit zwischen den Attacken	
E.		>> Nicht auf eine andere Erkrankung zurückzuführen¹	
		Anmerkungen:	
1.		Insbesondere ergibt die Vorgeschichte und körperliche Untersuchung keinen Hinweis auf eine gastrointestinale Erkrankung.	
	1.3.2	Abdominelle Migräne	G43.820
		Beschreibung:	
		Idiopathische, wiederkehrende Störung, die vor sich vor allem bei Kindern in Form von episodisch auftretenden mittellinienbetonten Bauchschmerzen manifestiert, welche 1-72 Stunden anhalten. Vollkommene Beschwerdefreiheit zwischen den Episoden. Der Schmerz ist von mittlerer bis schwerer Intensität und assoziiert mit vasomotorischen Symptomen, Übelkeit und Erbrechen.	
		Diagnostische Kriterien:	
A.		>> Mindestens fünf Attacken, welche die Kriterien B-D erfüllen	
B.		>> Attacken mit abdomineller Schmerzen von 1-72 Stunden Dauer (unbehandelt oder erfolglos behandelt)	
C.		>> Die abdominellen Schmerzen haben alle folgende Charakteristika	
1.		> Lokalisation im Bereich der Mittellinie, periumbilikal oder diffus	
2.		> Dumpfe Qualität	
3.		> Mittlere oder starke Schmerzintensität	
D.		>> Während der abdominellen Schmerzen sind mindestens 2 der folgenden Punkte erfüllt:	
1.		> Appetitlosigkeit	
2.		> Übelkeit	
3.		> Erbrechen	
4.		> Blässe	
E.		>> Nicht auf eine andere Erkrankung zurückzuführen¹	
		Anmerkungen:	
1.		Insbesondere ergibt die Vorgeschichte und körperliche Untersuchung keinen Hinweis auf eine gastrointestinale Erkrankung, eine solche konnte durch geeignete Untersuchungen ausgeschlossen werden.	
	1.3.3	Gutartiger paroxysmaler Schwindel in der Kindheit	G43.821
		Beschreibung:	
		Diese wahrscheinlich heterogene Störung ist durch wiederkehrende kurze Schwindelattacken charakterisiert, die ohne Vorwarnung bei ansonsten gesunden Kindern auftreten und sich spontan zurückbilden.	
		Diagnostische Kriterien:	
A.		>> Mindesten 5 Attacken, die das Kriterium B erfüllen	
B.		bis Stunden spontan zurückbilden	
C.		den Attacken unauffällig	
D.		>> Normales Elektroenzephalogramm	
		Anmerkungen:	
1.		Häufig assoziiert mit Nystagmus und Erbrechen. Ein einseitiger, pochender Kopfschmerz kann in einigen Attacken auftreten.	

Tabelle 5: *Diagnostische Kriterien von Vorläufersyndromen einer Migräne nach IHS-Klassifikation (2004)*

Das zyklische Erbrechen ist eine selbst limitierende Erkrankung im Kindesalter und schwer von dem Begleitsymptom Erbrechen bei der Migräne zu unterscheiden. Zwischen den Brechepisoden besteht Beschwerdefreiheit. Bei der abdominellen Migräne haben die Kinder Schwierigkeiten, zwischen Übelkeit und Appetitlosigkeit zu unterscheiden. Häufig entwickeln Kinder mit abdomineller Migräne in späteren Jahren Migränekopfschmerzen.

		IHS Klassifikation ICHD_II	
2.		KOPFSCHMERZ VOM SPANNUNGSTYP	G44.0
		Früher verwendete Begriffe: Spannungskopfschmerz, Muskelkontraktionskopfschmerz, psychomyogener Kopfschmerz, stressabhängiger Kopfschmerz, gewöhnlicher Kopfschmerz, essentieller Kopfschmerz, idiopathischer und psychogener Kopfschmerz	
		An anderer Stelle kodiert: Kopfschmerzen vom Spannungstyp als sekundäre Folge einer anderen Erkrankung werden entsprechend dieser Erkrankung kodiert.	
2.1		Sporadisch auftretender episodischer Kopfschmerz vom Spannungstyp	G44.2
	2.1.1	... assoziiert mit perikranialer Schmerzempfindlichkeit	G44.20
	2.1.2	... nicht assoziiert mit perikranialer Schmerzempfindlichkeit	G44.21
2.2		Häufig auftretender episodischer Kopfschmerz vom Spannungstyp	G44.2
	2.2.1	... assoziiert mit perikranialer Schmerzempfindlichkeit	G44.20
	2.2.2	... nicht assoziiert mit perikranialer Schmerzempfindlichkeit	G44.21
2.3		Chronischer Kopfschmerz vom Spannungstyp	G44.2
	2.3.1	... assoziiert mit perikranialer Schmerzempfindlichkeit	G44.22
	2.3.2	... nicht assoziiert mit perikranialer Schmerzempfindlichkeit	G44.23
2.4		Wahrscheinlicher Kopfshmerz vom Spannungstyp	G44.28
	2.4.1	wahrscheinlicher sporadisch auftretender episodischer Kopfschmerz vom Spannungstyp	G44.28
	2.4.2	wahrscheinlicher gehäuft auftretender episodischer Kopfschmerz vom Spannungstyp	G44.28
	2.4.3	wahrscheinlicher chronischer Kopfschmerz vom Spannungstyp	G44.28

Tabelle 6: Übersicht über die Diagnosen des Kopfschmerzes vom Spannungstyp nach IHS-Klassifikation (2004)

Der Kopfschmerz vom Spannungstyp ist der bisher am wenigsten untersuchte Kopfschmerztyp. Auch bei dieser Kopfschmerzform ist eine Zunahme der Prävalenz im Kindes- und Jugendalter in den letzten Jahren festgestellt worden. Häufig werden bei Kindern Myogelosen der Nackenmuskulatur und Drucksensibilität der Schläfenmuskulatur beobachtet (Pothmann, 1999).

Da jedoch Charakteristika der Migräne wie Unilateralität des Schmerzes und Begleitsymptome wie Reizbarkeit und Photophobie bei Kindern seltener festgestellt werden (Wöber-Bingöl et al., 1996), kann eine Differenzierung zwischen Migräne und Kopfschmerz vom Spannungstyp im Kindesalter nur besonders schwer erfolgen.

IHS Klassifikation ICHD_II		
2.2	Häufig auftretender episodischer Kopfschmerz vom Spannungstyp	G44.2
2.2.1	... assoziiert mit perikranialer Schmerzempfindlichkeit	G44.20
2.2.2	... nicht assoziiert mit perikranialer Schmerzempfindlichkeit	G44.21
	Beschreibung:	
	Häufig auftretende Kopfschmerzepisoden mit einer Dauer von Minuten bis Tagen. Der Schmerz ist typischerweise beidseitig lokalisiert und von drückender, beengender Qualität. Er erreicht eine leichte bis mäßige Intensität und verändert sich nicht durch körperliche Routineaktivitäten. Es besteht keine begleitende Übelkeit, aber Photophobie oder Phonophobie können vorhanden sein.	
	Diagnostische Kriterien:	
A.	>> Wenigstens 10 Episoden, die die Kriterien B-D erfüllen und durchschnittlich an ≥1 Tag / Monat, aber <15 Tagen / Monat über mindestens 3 Monate auftreten (≥12 und <180 Tage / Jahr)	
B.	>> Die Kopfschmerzdauer liegt zwischen 30 Minuten und 7 Tagen	
C.	>> Der Kopfschmerz weist mindestens 2 der folgenden Charakteristika auf	
1.	> beidseitige Lokalisation	
2.	> Schmerzqualität drückend oder beengend, nicht pulsierend	
3.	> leichte bis mittlere Schmerzintensität	
4.	> keine Verstärkung durch körperliche Routineaktivitäten wie Gehen oder Treppensteigen	
D.	>> Beide folgenden Punkte sind erfüllt:	
1.	> Keine Übelkeit oder Erbrechen (Appetitlosigkeit kann auftreten)	
2.	> Photophobie oder Phonophobie, nicht jedoch beides kann vorhanden sei	
E.	>> Nicht auf eine andere Erkrankung zurückzuführen[1]	
	Anmerkung:	
1.	Vorgeschichte, körperliche und neurologische Untersuchungen geben keinen Hinweis auf eine der unter 5 bis 12 aufgeführten Erkrankungen oder Vorgeschichte und/oder körperliche und/oder neurologische Untersuchungen lassen an eine solche Erkrankung denken, doch konnte diese durch geeignete Untersuchungen ausgeschlossen werden oder eine solche Erkrankung liegt vor, die Kopfschmerzen traten jedoch nicht erstmals in engem zeitlichen Zusammenhang mit dieser Erkrankung auf	

Tabelle 7: *Diagnostische Kriterien des häufig auftretenden epidsodischen Kopfchmerzes vom Spannungstyp nach IHS-Kriterien (2004)*

Circa 30 % der kindlichen Kopfschmerzen lassen sich nach Evers (2001) trotz medizinischer Untersuchung und Führens eines Kopfschmerztagesbuches jedoch nicht der Migräne oder dem Kopfschmerz vom Spannungstyp zuordnen. In der vorliegenden Studie, die Kopfschmerzen zwar mit allen relevanten medizinischen Symptomen aus kindlicher und elterlicher Sicht in der Normalpopulation erfasst, kann eine Diagnose wegen des Fehlens der körperlichen Untersuchung und des Tagebuches nicht vorgenommen werden. Aufgrund der vom Kind angegebenen Auftretensfrequenz von „einmal im Monat und häufiger" werden rezidivierende Kopfschmerzen definiert. Das folgende Kapitel befasst sich zunächst mit epidemiologischen Daten zu kindlichen Kopfschmerzen aus der Literatur.

3. Epidemiologie von Kopfschmerzen im Kindes- und Jugendalter

Im Rahmen des Kinder- und Jugendgesundheitssurveys wurden repräsentative Daten zu Schmerzen im Kindes- und Jugendalter (4 bis 17 Jahre) in Deutschland erhoben, wobei die Dreimonatsprävalenz bei 71% lag (Ellert et al., 2007). In einer weiteren Studie klagten von 749 untersuchten Kindern und Jugendlichen sogar 622 (83%) in einem Dreimonatszeitraum über Schmerzen. 31% von ihnen gab an, bereits länger als 6 Monate unter Schmerzen zu leiden (Roth-Isigkeit et al., 2005). 60-66% der Kinder und Jugendlichen führten Kopfschmerzen an, 43-48% Bauchschmerzen, 34-46% Gliederschmerzen und 30-39% Rückenschmerzen (Ellert et al., 2007). Es wird eine hohe Komorbidität zwischen wiederkehrenden Kopf- und wiederkehrenden Bauchschmerzen angenommen (Ramchandani et al., 2005). Für die hier untersuchten Viertklässler wird – wie bereits beschrieben – eine Prävalenz wiederkehrender Kopfschmerzen von 34,3% nachgewiesen, außerdem wird eine Kopf- und Bauchschmerzkomorbidität von 46,5% für die Kinder errechnet, die rezidivierende Kopf- und Bauchschmerzerfahrungen haben (N=189). 10 bis 30 % aller Kinder weltweit klagen über wöchentlich auftretende Kopfschmerzen, die zu gravierenden Einschränkungen in verschiedenen Funktionsbereichen führen können (Ellert et al., 2007). Schon im Vorschulalter sind 20 % der Kinder von Kopfschmerzen betroffen. Am Ende der Grundschulzeit haben 90% aller Kinder Kopfschmerzerfahrung. Etwa 12% der Kopfschmerzkinder leiden an Migräne und 60% an Kopfschmerzen vom Spannungstyp (DMKG, 2005). Ursächlich liegt der Migräne eine biologische Genese zugrunde. Bei der Auslösung und Aufrechterhaltung der Beschwerden spielen aber sowohl bei der Migräne, als auch bei Kopfschmerzen vom Spannungstyp vor allem psychosoziale Belastungen (Stress) eine entscheidende Rolle. Auch mangelnde sportliche Aktivität und passives Konsumverhalten sind als mögliche Auslöser von großer Bedeutung. Ferner ist bei Jugendlichen, die zu weiterführenden Schulen gehen, ein Anstieg der Kopfschmerzen festzustellen. Zurückgeführt wird diese Tatsache auf eine schulische Mehrbelastung (Fendrich et al., 2007), auf Terminstress in der Freizeitgestaltung, auf Dissonanzen in der Familie, Unzufriedenheit in der Schule und Schwierigkeiten mit sozialen Kontakten zu Gleichaltrigen (Gaßmann et al., 2009). Kopfschmerzen stellen die dritthäufigste Ursache für Fehlzeiten in der Schule dar (White, Farrell, 2006) und reduzieren deutlich die Lebensqualität der Kinder und Jugendlichen (Kröner-Herwig, 2008; Bruijn et al., 2009). Eine der ersten Prävalenzstudien (Bille, 1962) zeigte, dass 11% der Sieben- bis Fünfzehnjährigen an wiederkehrenden Kopfschmerzen litten. Dabei hielten sich bei den Sieben- bis Zehnjährigen bzgl.

der Häufigkeit Jungen und Mädchen die Waage. In der Pubertät zeigten beide Geschlechter eine steigende Prävalenz, wobei der Anstieg bei den Mädchen deutlich höher war als bei den Jungen (Laurell et al., 2004). Nach Diener (2002) leiden 4% der Kinder im gleichen Verhältnis der Geschlechter unter Migräne. 50% von ihnen zeigen in der Pubertät keine Migränesymptome mehr und bei 50% der Kinder bleibt die Migräne bestehen, wobei sich das Verhältnis Jungen / Mädchen auf 1:2 verschiebt. Bei den in der Pubertät migränefreien Kindern besteht im Erwachsenenalter zu je 50% die Wahrscheinlichkeit, wieder an Migräne zu erkranken oder migränefrei zu bleiben. Aus diesen Berichten kann geschlussfolgert werden, dass mit einem Anstieg der Kopfschmerzprävalenz sowohl beim Schuleintritt und beim Schulwechsel, als auch in der Pubertät zu rechnen ist (Pothmann et al., 1994). Aussagekräftige Erhebungen zu Kopfschmerzen vom Spannungstyp liegen nicht vor (Frese, Evers, 2002), können aber aus der längsschrittlich angelegten epidemiologischen Studienreihe, die Teil des hier vorgestellten Projektes ist, erwartet werden.

3,3% der Sieben- bis Fünfzehnjährigen wiesen bei der Studie von Bille (1962) die diagnostischen Kriterien einer Migräne auf. Seither lassen sich ansteigende Prävalenzen für Kopfschmerzen in dieser Altersgruppe erkennen. Frese & Evers (2002) berichten beispielsweise aus unterschiedlichen internationalen Studien (1992-2000) Migräneprävalenzen von 5% bis 15%. Auch neuere Studien, die Kopfschmerzsymptome nach der IHS-Klassifikation (2004) bei Kindern und Jugendlichen untersuchten, nennen angestiegene Prävalenzen (Wang et al., 2005, Larsson, Sund, 2005). Nach IHS-Kriterien wird von Migräne gesprochen, wenn die Kinder mindestens zwei Stunden über Migräne klagten und mindestens vier Attacken aufgetreten waren. Eine körperliche Untersuchung und das Führen eines Schmerztagebuchs über einen Zeitraum von vier Wochen vor Diagnosestellung ist zu empfehlen. Bei den Ergebnissen spielte zudem eine Rolle, ob die Kinder oder Eltern zu den Schmerzen befragt wurden. Hierbei zeigte sich eine Diskrepanz bei der Einschätzung der Eltern und der Kinder. Die Kinder stuften ihre Schmerzen höher ein als die Eltern (Frese, Evers, 2002). Eine weitere Studie, die Längsschnittstudie „Kinder, Jugendliche und Kopfschmerz" („KIJUKO") erfasst die psychosozialen Risikofaktoren für das Entstehen von rekurrierenden Kopfschmerzen bei Kindern und Jugendlichen (Gaßmann et al., 2009). Das Resultat war für Jungen und Mädchen unterschiedlich. Bei den Jungen zeigte sich, dass sowohl Streitigkeiten in der Familie, als auch ein geringes Maß an Freizeit für die Entstehung von wiederkehrenden Kopfschmerzen eine Rolle spielte. Bei den Mädchen war das Verhalten der Eltern, wenn das Kind an Kopfschmerzen litt, entscheidend. Für beide Geschlechter galt, dass der Mangel an Freunden und häufiger TV-, PC- und Spielkonsolenkonsum in unmittelbarer Beziehung zum erhöhten Auftreten von Kopfschmerzen stand (Gaßmann et al., 2009). Auch Anttila et al. (2006) erklärte eine Zunahme der Kopfschmerzprävalenz mit den veränderten Lebensbedingungen der Kinder und Jugendlichen wie vermehrter Medienkonsum, als Folge davon oft geringe körperliche Aktivität und gesteigerter Leistungsdruck.

Zusammenfassend lässt sich festhalten, dass die zitierten epidemiologischen Studien die gesundheitspolitische Relevanz von Kopfschmerzen im Kindes- und Jugendalter unterstreichen. Diese Bedeutung und die Tatsache fehlender empirischer Grundlagen für Bewältigungsstrategien bei kindlichen Kopfschmerzen aufgreifend werden in der vorliegenden Arbeit generierte Copingstrategien in der Normalpopulation von Viertklässlern einer deutschen Kleinstadt erfasst und untersucht. Da theoretisch ein Zusammenhang zwischen der Entwicklung kindlicher Schmerzbewältigungsstrategien und der kognitiven Entwicklung von Kindern besteht, wird nachstehend Piagets Stufenmodell der kognitiven Entwicklung detailliert erläutert.

4. Schmerz in der kognitiven Entwicklung nach Piaget

Als Grundlage für die Erklärung kindlicher Krankheits- und Gesundheitskonzepte diente in den letzten Jahrzehnten in erster Linie die Theorie der kognitiven Entwicklung nach Piaget (Piaget, 1970). Nach dem Stufenmodell von Piaget stellt die kognitive Entwicklung eine Abfolge von vier aufeinander basierenden Entwicklungsstadien dar, die jeweils charakteristische, geistige Fähigkeiten des Kindes kennzeichnen. Demzufolge spiegeln die individuellen, kindlichen Schmerzäußerungen den jeweiligen kognitiven Entwicklungsstand des einzelnen Kindes wider. Im Folgenden werden die vier Entwicklungsstadien aufgeführt, wobei für die in dieser Arbeit untersuchten Viertklässler das Stadium der „konkret-operationalen Phase" von Interesse ist.

- **sensomotorische Phase (0-2 Jahre):**
  Das Verhalten des Kleinkindes basiert auf angeborenen Reflexen und zeichnet sich durch Sensomotorik aus. Das Kind lernt in dieser Phase Objektpermanenz und praktische Intelligenz.

- **Präoperationale Phase (2-7 Jahre):**
  Das Kind ist nicht in der Lage, Dinge aus einem anderen Blickwinkel zu betrachten und mehrere Dimensionen gleichzeitig zu sehen. Es erlangt die Fähigkeit des sprachlichen Ausdrucks und der Bildvorstellung. In der präoperationalen Phase ist der Zustand des Egozentrismus sehr ausgeprägt, in dem das Kind denkt, jeder habe die gleiche Meinung und Sichtweise wie es selbst (Wiedebusch, 1994). Das Kind zeigt in diesem Stadium so gut wie keine aktiven Copingstrategien, sondern nimmt passiv die Hilfe und den Beistand anderer Personen in Anspruch, wie den Trost der Mutter. Das Kind vermag noch nicht, die Bedeutung für die Dimension eines schmerzhaften Reizes einzuschätzen und angemessene Bewältigungsstrategien anzuwenden (McGrath, 1990).

- **Konkret-operationale Phase (7-12 Jahre):**
In diesem Entwicklungsstadium erlangt das Kind die Fähigkeit, Sachverhalte aus unterschiedlichen Perspektiven zu betrachten. Es ist in der Lage, zwischen der eigenen Wahrnehmung und der seiner Mitmenschen zu differenzieren. Die konkret-operationale Phase ist gekennzeichnet von den Fähigkeiten

   a) des Klassifizierens
   Das Kind kann Gegenstände bestimmten Gruppen zuteilen.
   b) des reversiblen Denkens
   Das Kind versteht, dass aktuelle Handlungen aus früheren Handlungen hervorgehen und zum Teil wieder rückgängig gemacht werden können.
   c) der Invarianz
   Das Kind begreift, dass bei Veränderung eines Objekts Eigenschaften gleich bleiben können, z.B. wird die Form eines Gegenstands verändert, bleibt das Volumen konstant.

In Bezug auf die Bewältigungsstrategien wird das Kind in diesem Entwicklungsstadium aktiver und fängt an, eigene Copingstrategien zur Schmerzbeeinflussung zu finden (Lohaus, Ball, 2006). Realistischere Bewältigungsstrategien werden vom Kind angewandt, da es Ursache-Wirkungs-Zusammenhänge besser versteht. So nennt das Kind bei Kopfschmerzen als Copingstrategie, einen kalten Umschlag auf die Stirn zu legen. Das Kind erkennt sowohl die Maßnahme in ihrer Funktion, als auch in Abhängigkeit von der Art der Schmerzen. Weiterhin besitzt das Kind ein Repertoire an autonomen Schmerzbewältigunsmechanismen, über die es sich eine eigene Meinung gebildet hat. Das Kind in der konkret-operationalen Phase kann zum Beispiel „Trost" als Copingstrategie ablehnen, weil Trost nur gegen das Traurigsein und nicht gegen den Schmerz an sich helfe. Ferner äußert das Kind schon Schmerzbewältigungsstrategien wie Ausruhen und Entspannen.

- **formal-operationale Phase (12-15 Jahre):**
Das Denken des Jugendlichen wird in diesem Entwicklungsstadium hypothetisch, abstrakt und ist nicht mehr unbedingt an die Realität gekoppelt (Maxin, Smith, 1990). Der Jugendliche ist somit in der Lage, logische Schlussfolgerungen aus einem vorhandenen Informationsspektrum zu ziehen. Ferner können Handlungen und Situationen in Gedanken antizipiert und erlebt werden, ohne dass sie der Re-

alität entsprechen (Lohaus, Ball, 2006). Der Jugendliche verfügt über die Fähigkeit, physische und psychische Symptome in Bezug auf das Schmerzerleben komplex zu verstehen und einzuordnen. Schmerzbewältigungsmaßnahmen werden differenzierter eingestuft, und auch das Sprachvermögen ist so gut ausgebildet, dass alle wesentlichen Aspekte des Schmerzes konkret benannt werden können (Maxin, Smith, 1990).

Im nächsten Kapitel wird verdeutlicht, dass belastende Faktoren für das Verursachen von Kopfschmerzen nicht nur isoliert betrachtet werden dürfen sondern dass sie fast immer in Wechselwirkung mit anderen störenden Reizen und der Disposition der jeweiligen Person stehen. Die Konzentration auf Risiken, die zur Erkrankung führen, ist charakteristisch für das Diathese-Stress-Modell, das nachfolgend als erstes beschrieben wird. Durch die weitere Einbeziehung des Salutogenese-Modells (Antonovsky, 1979) wird ein theoretischer und praktischer Fokuswechsel auf Faktoren der Gesunderhaltung angezielt, der wesentlich ist für die langfristige entwicklungspsychologische Begleitung eines Kindes mit rezidivierend auftretenden Kopfschmerzen.

5. Modelle zu Krankheitsrisiken und zu gesunderhaltenden Faktoren

Schmerz ist in Anlehnung an die aktuelle Schmerzforschung und an die Ergebnisse der für diese Arbeit durchgeführten Studie als ein physiologisch-biologischer und psychosozialer Prozess zu sehen. Hierzu existieren unterschiedliche, theoretische Denkmodelle, wie z.B. das Diathese-Stress-Modell, das die verschiedenen Risiken der Schmerzentstehung und -aufrechterhaltung verdeutlicht oder das Salutogenese-Modell, das den Fokus auf Gesundheit und Gesunderhaltung legt.

5.1 Diathese-Stress-Modell

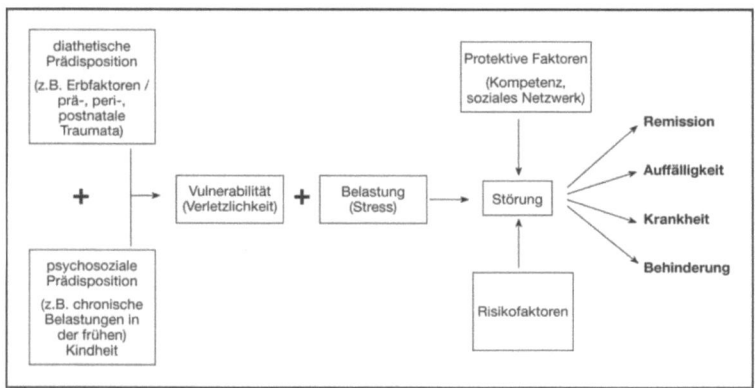

Abbildung 2: Zusammenspiel der Faktoren des Diathese- Stress- Modells
(ergänzte Form von Zubin/Spring, 1977)

Das Diathese-Stress-Modell erfasst die subtilen Wechselwirkungen zwischen konstitutioneller Disposition für eine Krankheit und belastenden Lebensereignissen und konzentriert sich auf Risiken, die letztendlich zur Erkrankung führen. Unter dem Einfluss von Stress kann sich zum Beispiel eine Erkrankung manifestieren. Das Modell ist ein integratives Paradigma, das veranschaulicht, dass sowohl psychische, als auch biologische Faktoren in Kombination mit dem Faktor Stress Auslöser für Erkrankungen sein können. „Diathese" ist die Disposition eines Menschen für eine bestimmte Krankheit. Biologische Einflussfaktoren sind die genetische Disposition, Vorkommnisse während der Schwangerschaft und der Geburt, Ernährung, Infektionen, Vergiftungen, oder Verletzungen. Psychische Faktoren sind Angst, Abhängigkeit, Frustration und soziokulturelle Normen. Unter „Stress" sind alle belastenden Umweltreize und ungünstigen Lebensbedingungen zu verstehen, die auf die betreffende Person negativ einwirken. Nur in Kombination beider Parameter kann es zum Ausbruch sowohl psychischer Erkrankungen wie Angstzustände, Depressionen, Essstörungen oder Schizophrenie, als auch zu körperlichen Störungen kommen.

Das Diathese-Stress-Modell ist störungsspezifisch auf die Erfassung von Risikofaktoren ausgerichtet. Einen Fokuswechsel zu gesundheitsspezifischen Faktoren nimmt das Salutogenese-Modell vor, das nachfolgend beschrieben wird und ein wichtiger Ansatz für präventive Behandlungsmaßnahmen in der Kinder- und Jugendmedizin ist.

5.2 Salutogenese-Modell

Im Gegensatz zur Pathogenese, die Ursachen und Risikofaktoren (Stressoren) zur Krankheitsentstehung ermittelt, betont die Salutogenese die Faktoren der Gesunderhaltung. Die Stressoren führen bei stabilen Schutzfaktoren nicht zwangsläufig zur Krankheit. Das Salutogenese-Modell wurde 1970 von Aaron Antonovsky entwickelt und veranschaulicht krankheitsauslösende Risikofaktoren wie auch gesundheitsfördernde Schutzfunktionen. Antonovsky beleuchtet die Frage, wie es Menschen gelingt, trotz organschwächender Risikofaktoren gesund zu bleiben. Neben einer anlagebedingten oder antrainierten physischen Komponente (genetische Konstitution, Fitness) entwickelt jeder Mensch interne und externe Ressourcen oder Schutzfaktoren, die ihn mehr oder weniger widerstandsfähiger machen. Zu den internen zählen Selbstwertgefühl, das Vertrauen darauf, das eigene Leben gestalten und bewältigen zu können und die Überzeugung, dass das Leben einen Sinn hat. Antonowsky nennt diese internen Ressourcen auch Kohärenzgefühl (lat. Cohaerentia = zusammenhängendes Ganzes). Das Kohärenzgefühl stellt einen wichtigen Parameter zur Bewältigung von Anforderungen und Belastungen und somit zur Erhaltung der Gesundheit dar. Es stützt sich größtenteils auf eigene Lebenserfahrungen. Je ausgeprägter es ist, desto stärker ist die Fähigkeit eines Menschen, mit positiver Lebenseinstellung auf organschädigende, gesundheitsschwächende Stressoren reagieren zu können und im Hinblick auf die Erhaltung seiner Gesundheit widerstandsfähiger zu sein. Je stärker das Kohärenzgefühl ist, desto schwächer wirkt der Stressor und wird bestenfalls gar nicht als solcher empfunden. Menschen mit einem starken Kohärenzgefühl bewerten Reize demnach nicht als Stressoren, sondern als positive Herausforderung, und besitzen das Selbstvertrauen, der jeweiligen, möglicherweise schwierigen Situation gewachsen zu sein und sie gut bewältigen zu können. Externe Ressourcen beziehen sich auf das soziale Umfeld des Menschen, die ökonomischen Bedingungen, das berufliche Umfeld und die sozialen Unterstützungen, auf die er bauen kann.

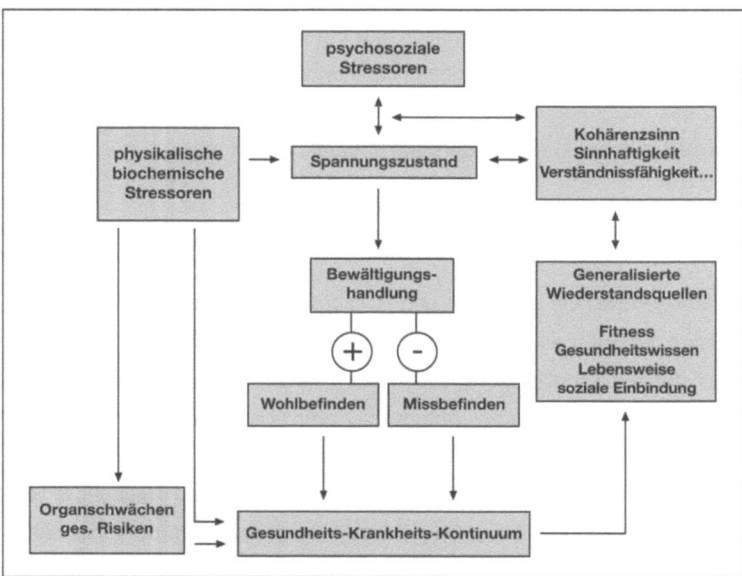

Abbildung 3: *Darstellung des Salutogenese-Modells nach Antonowsky (1979)*

Die mit beiden Modellen einhergehenden Implikationen wie Multikausalität und Interdisziplinarität, sowie der als wesentlich erkannte Perspektivwechsel zur Prävention führt zur Forderung, kopfschmerzbetroffene Kinder in ihrem Erleben ernst zu nehmen und deren Bewältigungskompetenz von ihren Stärken ausgehend zu erweitern.

6. Kindliche Copingstrategien bei Kopfschmerzen

Unter Coping versteht man die Entwicklung bestimmter Strategien zur Beseitigung und Bewältigung von aversiven Zuständen. Schmerzen werden gemeinhin als aversiv erlebt und aktivieren das Individuum zur Suche nach Strategien und Lösungen zur Abschaffung dieses unlustbetonten Zustandes. Die Suche nach Schmerzbewältigungsstrategien umfasst das Bemühen, einen bestehenden akuten oder chronischen Schmerz leichter zu ertragen oder ihn zu minimieren.

Es gibt nur wenige Untersuchungen, die sich gezielt mit Copingstrategien im Kindes- und Jugendalter befassen. Schmerztherapeutisch nützlich sind Erkenntnisse über die Vorhersagbarkeit einer günstigen Entwicklung im Umgang mit auftretenden Schmerzen unter Anwendung wirksamer Copingstrategien. Die Entwicklung validierter Coping-Messinstrumente für Kinder und Jugendliche ist bislang vernachlässigt worden. Von den sechs Fragebögen, die Copingstrategien von Kindern und Jugendlichen mit chronischen Schmerzen erfassen, weisen drei Fragebögen auf eine Stichprobe mit gesunden und chronisch schmerzkranken Kindern und Jugendlichen hin: Dabei erfasst der PRCQ-C-Test (Hermann et al., 2008; N=253 gesunde Kinder, 148 Kinder und Jugendliche mit chronischen Schmerzen im Alter von 7-18 Jahren) keine verhaltensbezogenen Copingstrategien, sondern vorwiegend schmerzbezogene Kognitionen wie Katastrophisieren und Selbstinstruktionen als Bewältigungsmaßnahmen. Der Test verdeutlicht den Zusammenhang zwischen Schmerzempfindung und emotionaler Belastung. Der PPCI-Test (Varni et al., 1996) mit N=187 Kindern und Jugendlichen mit chronischen Schmerzen im Alter von 5-16 Jahren zeigt verhaltensbezogene und kognitive Copingstrategien, die die Schmerzwahrnehmung oder das Schmerzverhalten beeinflussen (Hechler et al., 2008). Die deutsche adaptierte Form des PPCI-Test ist der PPCI-R-Test (Hechler et al., 2008). In dem PPCI-R-Test wurde eine Hauptkomponentenanalyse an 180 chronisch kranken Kindern mit einem Durchschnittsalter von 11 Jahren durchgeführt. Die Ergebnisse zeigten einen engen Bezug zwischen Schmerzcharakteristika und emotionaler Belastung. Der PPCI-R-Test ist somit ein validiertes Messinstrument für Copingstrategien und wird in Therapiestudien zur Behandlung von Kindern und Jugendlichen mit chronischen Schmerzen eingesetzt (Hechler et al., 2008). Studien zeigten, dass Kinder mit chronischen Kopfschmerzen, die passive Copingstrategien wie Erdulden, Verdrängen oder Katastrophisieren einsetzten, negativer durch Schmerz beeinträchtigt waren und höhere Depressionswerte aufwiesen als Gesunde (Walker et al., 1997). Je negativer die Kinder ihre Schmerzen bewerteten, desto niedriger war ihre Schmerzschwelle bzw. ihre Toleranz, die Schmerzen zu ertragen. Die Kinder zeigten eine traurige, ängstliche und gereizte Stimmungslage und zudem eine negative Schmerzerwartung. Diese löste bei ihnen Stress und Angespanntheit aus. Kinder mit chronischen Kopfschmerzen besaßen ungünstige Strategien der Stressbewältigung und eine geringe Selbstaufmunterung (Saile, Scalla, 2006). Die Eltern chronisch schmerzkranker Kinder können als Hauptbezugspersonen ebenfalls durch Katastrophisieren einen entscheidenden Einfluss auf die Schmerzen ihrer Kinder nehmen. Das Katastrophisieren der Eltern hat oft eine Beeinträchtigung des Kindes bei Schul- und Alltagsaktivitäten zur Folge. Die unterschiedlichen Ergebnisse des PPCI-Tests bei Kindern mit Migräne und Kindern mit Kopfschmerzen vom Spannungstyp wurden verglichen. Dabei wurde das Copingverhalten der Kinder anhand von drei Skalen erfasst, der „passiven Schmerzbewältigung", „Suche nach sozialer Unterstützung" und „positiven Selbstinstruktion". Sowohl die Kinder mit Migräne, als auch die mit Kopfschmerzen vom Spannungstyp zeigten eine reduzierte Suche nach sozialem Kontakt. Der Aspekt „Suche nach sozialer Unterstützung" ist im Gegensatz zu den beiden anderen Parametern altersabhängig. So suchten jüngere Kinder vermehrt soziale Unterstützung. Kinder, die bei Schmerzen um Zuwendung und Hilfe baten, zeigten durchschnittlich höhere Schmerzintensitäten und stärkere Ängste (Eccleston et al., 1995). Stärkere Ängste waren auch bei Kindern festzustellen, die positive Selbstinstruktionen zur Schmerzbewältigung anwendeten. Schmerzerfahrene Kinder, die sich gut mit ihren Schmerzen arrangierten, benötigten seltener andere Personen bei der Schmerzbewältigung (Gilbert, 1995).

Zusätzlich wird angenommen, dass aktive Schmerzbewältigungsstrategien wie Entspannungsmethoden und kognitive Maßnahmen deutlich vorteilhafter bei der Schmerzverarbeitung sind als passive Bewältigungsstrategien wie sich hinzulegen und die Schmerzfreiheit abzuwarten. Dominieren passive Bewältigungsstrategien, sind oft schlechte Behandlungsergebnisse, erhöhter Medikamentenverbrauch, Depression und Angst vor wiederholter Verletzung die Folge. Bei Kindern und Jugendlichen wird deren Selbstwirksamkeit durch aktive, eigenständige Copingstrategien gesteigert und dadurch das Bedürfnis nach sozialer Unterstützung reduziert (Hechler et al., 2008). Einsetzbare schmerztherapeutische Verfahren sind neben der psychologischen die interventionelle Schmerztherapie, TENS, Biofeedback, Akupunktur und Analgetika.

Die durchgeführte Teilstudie EXPI 7 L4 zeigt, dass Viertklässler als häufigste Bewältigungsstrategien bei Kopfschmerzen pharmakologische Mittel und Entspannungsmaßnahmen nennen. Erstaunlicherweise sprechen die Kinder damit professionell eingesetzte therapeutische Copingstrategien verstärkt an. Die medikamentösen und nichtmedikamentösen Therapieformen bei kindlichen Kopfschmerzen sowie die Prophylaxemaßnahmen und die den Empfehlungen zugrundeliegenden Studien werden im nachfolgenden Kapitel kritisch beleuchtet.

7. Professionelle Strategien bei kindlichen Kopfschmerzen

Die häufigsten Kopfschmerzformen im Kindesalter sind der Kopfschmerz vom Spannungstyp und die Migräne. Die Kopfschmerzen bei Kindern sind oft so unspezifisch, dass sie nach IHS-Kriterien diagnostisch schwer zu differenzieren sind. In diesem Kapitel werden sowohl die nichtmedikamentösen und medikamentösen Therapieformen, als auch die nichtmedikamentösen und medikamentösen Prophylaxemaßnahmen bei Kopfschmerz vom Spannungstyp und Migräne im Kindesalter näher erläutert.

7.1 Therapie des Kopfschmerzes vom Spannungstyp bei Kindern

Für die Behandlung des Kopfschmerzes vom Spannungstyp im Kindesalter existieren keine placebokontrollierten Studien. .Beim chronischen Kopfschmerz vom Spannungstyp (>15 Tage/Monat Kopfschmerzen über mindestens ein halbes Jahr) stehen die nichtmedikamentösen Verfahren, wie sie im untenstehenden Kapitel beschrieben werden, sowohl für die Therapie als auch für die Prophylaxe im Vordergrund. Die DMKG empfiehlt Ibuprofen und Paracetamol in unten stehender Dosis. Da eine Äquivalenz von Flupirtin mit Paracetamol belegt werden konnte, kann dieser Wirkstoff ebenfalls empfohlen werden, auch wenn er in der Praxis selten eingesetzt wird. Die Gabe von Analgetika sollte wie auch bei der Migräne an maximal 10 Tagen im Monat erfolgen, um das Entstehen eines Medikamentenkopfschmerzes (Kopfschmerz bei Analgetikaübergebrauch) zu vermeiden. Die in der Erwachsenentherapie üblicherweise als Prophylaxe eingesetzten Antidepressiva Amitriptylin oder Doxepin in niedriger Dosierung scheinen bei Kindern nicht den gewünschten Effekt zu zeigen und werden daher nicht empfohlen (DMKG) und in der Praxis auch nicht eingesetzt. Bei einer akuten Attacke des Kopfschmerzes entsprechen die medikamentösen Therapieempfehlungen weitgehend denen der Anfallsbehandlung eines Migränekopfschmerzes. Allerdings sind Triptane wirkungslos und daher nicht indiziert. Empfohlen werden:

- **Ibuprofen**   10 mg/kg Körpergewicht (KG), maximal 30 mg/kg KG
- **Paracetamol**   250 mg im Alter von 6-8 Jahren
  500 mg im Alter von 9-12 Jahren
- **Flupirtin**   50 mg pro Tag im Alter von 6-8 Jahren
  100 mg pro Tag im Alter von 9-12 Jahren

7.2 Therapie der kindlichen Migräne

Analog der Erwachsenentherapie gibt es bei der Behandlung der kindlichen Migräne unterschiedliche Behandlungsstrategien. Sie richten sich individuell nach der jeweiligen Schmerzsituation des betroffenen Kindes. Je häufiger und heftiger Migränekopfschmerz auftritt, desto mehr Gewicht wird auf die Anfallsvermeidung gelegt. Hier gibt es nichtmedikamentöse und medikamentöse Therapieformen. Bei nur sporadisch auftretenden Migräneattacken kann der alleinige Schwerpunkt die Kupierung des Anfalls sein. Auch hier ist nicht immer eine medikamentöse Therapie notwendig. Selbstverständlich schließen sich diese Unterscheidungen nicht gegenseitig aus, oft laufen Akuttherapie und Prophylaxemaßnahmen parallel. Therapieindikationen sind individuel und flexibel zu stellen und regelmäßig zu überprüfen. Sie unterliegen demnach keinem starren Regime, sondern sind als fließender Prozess unter dem Ansatz der Multimodalität zu sehen. Da zur Migränebehandlung im Kindesalter nur wenige Studien vorliegen, stützt sich die Empfehlung zur medikamentösen Therapie und Prophylaxe auf Expertenkonsens. Die vorgeschlagenen Empfehlungen sind zunächst als Übersicht nachfolgender Tabelle zu entnehmen (nach Evers et al., 2010):

	Prioritäten	Wirksubstanz	empfohlene Dosierung
Akutmedikation	1. Wahl	Ibuprofen	10mg/kg KG
	2. Wahl	Paracetamol	15 mg/kg KG
		Sumatriptan nasal *	10-20 mg*
	3. Wahl	Zolmitriptan *	2,5 mg Schmelztablette*
		Zolmitriptan nasal *	5 mg*
		Almotriptan *	12,5 mg*
		Rizatriptan *	5-10mg*
Prophylaktische Medikation	1. Wahl	Magnesium	300-400 mg pro Tag
		Propanolol	2 mg/kg KG pro Tag
		Metoprolol	1,5 mg/kg KG pro Tag
		Flunarizin	5 mg pro Tag
	2. Wahl	Topiramat	1-3 mg/kg KG pro Tag
		Pestwurz-Extrakt *	2 x 2 Kapseln pro Tag*
		ASS	2-3 mg/kg KG pro Tag
		Amitriptylin	bis 1 mg/kg KG pro Tag
	3. Wahl	Valproinsäure	20-30 mg/kg KG pro Tag
Nicht medikamentöse Therapie	vor Entscheidung zur Medikation	Aufklärung, Beratung zur Lebensführung	Aufklärung, Beratung zur Lebensführung
		Kopfschmerzkalender	Kopfschmerzkalender
		PMR nach Jacobson	PMR nach Jacobson
		Eventuell zusätzlich:	*Eventuell zusätzlich:*
		EMG-Biofeedback	EMG-Biofeedback
		Gruppentrainingsprogramme	Gruppentrainingsprogramme

* Die absoluten Dosisangaben gelten ab dem Grundschulalter
KG = Körpergewicht

Tabelle 8: Pragmatische Therapie der kindlichen Migräne auf Grundlage von Expertenerfahrung

7.2.1 Nichtmedikamentöse Migränetherapie

An erster Stelle der Migränetherapie im Kindes- und Jugendalter steht die Aufklärung über die Gutartigkeit der Erkrankung und deren mögliche Auslöseursachen. Aus diesem Grund ist es dringend notwendig, die Patienten zu sensibilisieren, ihre individuellen Tagesabläufe zu überdenken, um Entstehungsmuster von Kopfschmerzen aufzudecken. Dazu dient der Einsatz eines Kopfschmerztagebuchs. In dem Kopfschmerztagebuch werden über einen Zeitraum von 4-6 Wochen die Dauer und Schmerzstärke, die Auslöser sowie Begleitsymptome der Kopfschmerzen eingetragen. Die Dokumentation sollte sowohl durch die Kinder, als auch durch die Eltern unabhängig voneinander durchgeführt werden.

Kinder und Jugendliche, die gelernt haben, dass bestimmte Verhaltensweisen das Auftreten von Kopfschmerzen begünstigen, sollten zur Einsicht gelangen, dass manchmal eine simple Verhaltensänderung selbstregulatorisch die Kopfschmerzen lindern oder beseitigen können. In der Regel ist eine Reizabschirmung ausreichend, um den potentiellen Schmerzauslöser zu stoppen. Es empfiehlt sich, im abgedunkelten und ruhigen Raum zu entspannen und in reizarmer Umgebung schlicht abzuwarten. Unterstützend können die Schläfen mit Minzöl eingerieben oder Stirn und Nacken mit kalten Lappen gekühlt werden. Bei kleineren Kindern hat sich Schlaf als sehr wirkungsvoll erwiesen, um eine Migräneattacke zu beenden. So bedürfen leichte bis mittelschwere Kopfschmerzen nur selten einer medikamentösen Therapie.

7.2.2 Medikamentöse Migränetherapie

Medikament	Dosis	Stichprobe	Alter in Jahren	Wirksamkeit %	Pacebo	Author/en
Ibuprofen	10 mg/KG	88	4 bis 16	68	37	Hämälinen, 1997
Paracetamol	15 mg/KG	88	4 bis 16	54	37	
Ibuprofen	7,5 mg/KG	84	6 bis 12	78	53	Lewis, 2002
Sumatriptan	nasal 20 mg	14	6 bis 14	86	43	Überall, 1999
Sumatriptan	nasal 5 mg 10 mg 20 mg	510	12 bis 17	66 63	53	Winner, 2000
Sumatriptan	nasal 10 mg 20 mg	83	8 bis 17	64	39	Ahonen, 2004
Sumatriptan	oral 50 mg 100 mg	23	8 bis 16	30	22	Hämäläinen, 1997
Rizatriptan	oral 5 mg	296	12 bis 17	66	56	Winner, 2002
Zolmitriptan	2,5 mg 5 mg	38	12 bis 17	85 70	-/-	Linder, 2000

Tabelle 9: Übersicht der angeführten Medikamentenstudien

Die auf der Vorseite aufgeführte Tabelle 9 soll einen kurzen Überblick über die genauen Daten der unten beschriebenen Medikamentenstudien vermitteln. Nach der Deutschen Migräne- und Kopfschmerzgesellschaft (DMKG), der Gesellschaft für Neuropädiatrie (GNP) und von Mitgliedern des Arbeitskreises „Schmerztherapie bei Kindern" wurden die in der Tabelle aufgeführten Therapieformen erarbeitet, analysiert und empfohlen. Die Empfehlungen orientieren sich an den Prinzipien der Evidence Based Medicine (EBM).

7.2.2.1 Differenzierte medikamentöse Therapie des akuten Migräneanfalls

- **Ibuprofen**

Als Mittel der ersten Wahl wird Ibuprofen (10 mg/kg KG) empfohlen. Ibuprofen ist das einzige Mittel, das in verschiedenen placebokontrollierten Doppelblindstudien mit aussagekräftiger Probandenanzahl und in allen Altersstufen eine signifikante Wirksamkeit zeigte. Die Wirksamkeit bei niedriger Ibuprofen-Dosis von 7,5 mg/KG war nach einer Studie von Lewis et al. (2002) jedoch nur bei Jungen festzustellen. Eine Dosierung von 15 mg/KG erweist sich bei Migräne am wirksamsten. Als Nebenwirkungen können Magenschmerzen, Tinnitus und Gerinnungsstörungen auftreten.

- **Paracetamol**

Paracetamol als Mittel der zweiten Wahl (15mg/kg KG) zeigt bereits nach einer Schmerzfreiheit von 2 Stunden eine deutlich schlechtere Wirkung als Ibuprofen. In der Studie von Hämäläinen et al. (1997) erhielten 88 Kinder im Alter von 4,0-15,8 Jahren mit schweren oder mittelschweren Migräneattacken 15 mg/kg KG Paracetamol, 10 mg/kg KG Ibuprofen oder ein Placebo. Nach 2 Stunden hatten im Vergleich zur Placebo-Gruppe doppelt so viele Kinder unter Paracetamol und sogar dreimal so viele Kinder unter Ibuprofen einen deutlichen Kopfschmerzrückgang.

- **Acetylsalicylsäure**

Acetylsalicylsäure (ASS), das neben Metamizol für die Behandlung der Migräne im Erwachsenenalter verwendet werden kann, ist aufgrund des Zusammenhangs mit dem möglichen Auftreten eines Reye-Syndroms bei jüngeren Kindern nicht zu empfehlen. Das Reye-Syndrom ist eine medikamentös oder viral ausgelöste, akute Encephalopathie mit Entwicklung eines Hirnödems, sowie ein akutes Leberversagen. Ursächlich liegt eine Störung der Mitochondrienaktivität zugrunde. ASS darf daher vor dem 12. Lebensjahr nicht eingesetzt werden. Studien für Kinder und Jugendliche liegen zu ASS und Metamizol nicht vor.

- .**Sumatriptan**

Als weiteres Mittel der zweiten Wahl zur Therapie eines akuten Migräneanfalls im Kindesalter ist Sumatriptan anzuführen. In mehreren Studien zeigte sich eine signifikante Wirksamkeit von Sumatriptan Nasenspray 5 mg bis 20 mg: In einer nicht verblindeten Studie (Hershey et al., 2001) wurde 10 Migränikern (5-12 Jahre) Sumatriptan nasal verabreicht. 2 Kinder erhielten 5mg und 8 Kinder 20mg. Das Ergebnis war, dass 1 Kind keine Schmerzreduktion zeigte, 2 Kinder eine Reduktion von 50% und 6 Kinder absolute Schmerzfreiheit verzeichneten. In der doppelblinden, placebokontrollierten Crossover-Studie von Überall (1999) hatten 12 von 14 Sumatriptan-behandelten Kinder (6,4-9,8 Jahre) einen Beschwerderückgang, (versus 6 von 14 Kindern nach Placebo, p=0,031), 9 von 14 Kindern wurden vollkommen kopfschmerzfrei (versus 2 von 14 Kindern unter Placebo, p=0,016). In einer randomisierten, doppelblinden, placebokontrollierten Studie (Winner et al., 2000) wurden 653 Jugendlichen im Alter von 12-17 Jahren Sumatriptan nasal in einer Dosierung von 5mg, 10 mg und 20 mg im Vergleich zu einem Placebo verabreicht. Die Jugendlichen mussten eine mindestens sechsmonatige Migräneanamnese nach den IHS-Kriterien aufweisen. Eine Stunde nach Medikation zeigten 56% in der 10 mg- und 20 mg-Dosierung einen Beschwerderückgang (unter Placebo 41% Schmerzreduktion). Völlige Schmerzfreiheit erreichten 63% der mit 20 mg-Sumatriptan-Therapierten und 36% der Placebo-Gruppe. Sumatriptan nasal wurde von allen Studienteilnehmern gut vertragen. Sumatriptan nasal ist in der Dosis 10 mg in Deutschland ab dem 12. Lebensjahr zugelassen. Als anfängliche Dosis wird 10 mg empfohlen. Bei Kindern oder Jugendlichen über 30 kg kann 20 mg verabreicht werden. Mögliche Nebenwirkungen können Engegefühl im Brustbereich, Kältegefühl und Parästhesien der Extremitäten sein. Sumatriptan oral wurde in einer randomisierten, doppelblinden, placebokontrollierten Crossover-Studie 23 Kindern im Alter von 8,3 bis 16,4 verabreicht. Nur 5 von 23 Patienten waren 2 Stunden nach oraler Sumatriptan-Einnahme schmerzfrei. In der Placebo-Gruppe waren 2 von 23 Patienten nach 2 Stunden schmerzfrei (Hämäläinen, 1997). Diese Ergebnisse sind nicht signifikant in der Wirksamkeit. Sumatriptan oral ist als Migränetherapeutikum im Kindesalter nicht zugelassen.

- **weitere Triptane**

Als Mittel der dritten Wahl gelten in Ausnahmefällen nach den unten angeführten Studien die oralen Triptane Zolmitriptan, Rizatriptan und Almotriptan. Als Ergebnis einer Studie (Evers et al., 2006), in der 32 Kindern Zolmitriptan 2,5 mg Schmelztablette, Ibuprofen 200-400 mg und ein Placebo gegeben wurden, zeigte sich, dass nach 2 Stunden 62% der

Zolmitriptan-Gruppe, 69% der Ibuprofen-Gruppe und 28% der Placebo-Gruppe eine Schmerzreduktion berichteten. In einer Studie (Ahonen et al., 2006; N=96, 6-17 Jahre) erhielten Kinder mit einem Körpergewicht von 20-39 kg Rizatriptan 5 mg und Jugendliche mit einem Körpergewicht über 40 kg Rizatriptan 10 mg. Nach 2 Stunden zeigten doppelt so viele Patienten Schmerzfreiheit wie unter Placebo-Gabe (71/96 versus 35/96 = p<0,001). Die 5 mg- und 10 mg- Rizatriptan-Dosierungen waren ähnlich wirksam und zeigten keine schwerwiegenden Nebenwirkungen. In der randomisierten, doppelblinden, placebokontrollierten Crossoverstudie von Lewis et al. (2006) wurde 48 jugendlichen Migränikern (12-17 Jahre) Zolmitriptan Nasenspray 5 mg verabreicht. Nach einer Stunde berichteten 58,1% der Zolmitriptan- und 43,3% der placebotherapierten Jugendlichen eine Schmerzreduktion. In einer doppelblinden, placebokontrollierten Studie erhielten 877 Migränepatienten nach IHS-Kriterien (12-17 Jahre) Almotriptan 6,25mg, 12,5mg und 25mg (Linder et al., 2006). Nach zwei Stunden hatten 66,7% der mit 25mg-Almotriptan-behandelten, 72,9% der mit 12,5mg-behandelten und 71,8% der mit 6,25mg-behandelten Jugendlichen eine Schmerzlinderung im Vergleich zur Placebogruppe mit 55,3%. Als Nebenwirkung traten bei über 2% Übelkeit, Schwindel und Schläfrigkeit auf. Die Schlussfolgerung war, dass die 12,5 mg-Dosis das günstigste Wirksamkeitsprofil in Bezug auf Kopfschmerzreduktion und Migränebegleitsymptome wie Photo- und Phonophobie zeigte. Die Wirksamkeit der Triptane in Abhängigkeit vom Alter ist bisher noch nicht nachgewiesen worden (Evers, 2007).

- **Ergotamine**

Das Präparat Dihydroergotamin wird ebenfalls diskutiert. Die nicht aussagekräftige Studie von Hämäläinen, 2006 (N=12 Kinder) bei therapieresistenten, nicht auf herkömmliche Schmerzmittel reagierende Patienten zeigte bei 7 von 12 Kindern unter Dihydroergotamin-Gabe eine Schmerzminderung, von denen 5 Kinder schmerzfrei wurden. Bei der Placebogruppe berichtete kein Kind über Schmerzfreiheit. Aber wegen einer inkonstanten Resorption und ungünstiger Nebenwirkungen sollte Dihydroergotamin nur bei ausgewählten Kindern mit akuten Migräneattacken gegeben werden.

Ferner zeigen offene Studien, dass Sumatriptan subkutan (0,05-0,2 mg/kg KG, maximal 6 mg), Dihydroergotamin intravenös (0,1 mg bis 0,5 mg Gesamtdosis) und Valproinsäure intravenös wirksam sind (MacDonald, 1994; Reiter, 2005). Diese Therapiemaßnahmen sollten jedoch spezialisierten Zentren vorbehalten bleiben.

- **Antiemetika**

Die in der Migränetherapie bei Erwachsenen häufig als Adjuvans zur Behandlung von Übelkeit eingesetzte Antiemetika, wie Metoclopramid (MCP) und Domperidon, spielen in der Therapie im Kinder- und Jugendalter nur eine untergeordnete Rolle. Wegen häufig auftretender extrapyramidaler Nebenwirkungen in Form von unwillkürlichen Bewegungsstörungen kann MCP erst ab dem 14. Lebensjahr (0,1-0,2 mg/kg KG) und Domperidon ab dem 10. Lebensjahr (1 mg/kg KG) gegeben werden. Bei starker Übelkeit kann Kindern und Jugendlichen ebenfalls Dimenhydrinat (1-2 mg/kg KG), Ondansetron (0,1-0,15 mg/kg KG) oder Granisetron (0,01-0,05 mg/kg KG) verabreicht werden. Dabei ist zu beachten, dass Ondansetron und Granisetron extrem teuer sind und als Adjuvans in der Migränetherapie keine Zulassung haben.

Abschließend erwähnt sei die Zulassungsbeschränkung der Triptane. Lediglich Sumatriptan nasal 10mg ist ab dem 12. Lebensjahr zugelassen.

7.2.3 Prophylaxemaßnahmen bei kindlicher Migräne

Gerade bei Kindern und Jugendlichen mit zahlreichen Migräneattacken steht neben der Akutbehandlung die Anfallsvermeidung im Vordergrund. Eine Indikation zur Migräneprophylaxe besteht bei mehr als drei Migräneattacken pro Monat oder bei Nichtansprechen bzw. bei nichttolerablen Nebenwirkungen der Akuttherapie (Diener et al., 1997). Es wird in eine nichtmedikamentöse und medikamentöse Migräneprophylaxe differenziert. In der Praxis wird bei kindlicher Migräne jedoch fast ausschließlich die nichtmedikamentöse Prophylaxe angewendet. Beispielsweise behandelt die Vestische Kinder- und Jugendklinik Datteln effektiv mit einer multimodalen Schmerztherapie, die ganzheitlich die Familie der betroffenen Kinder mit einbezieht und auf psychologischen Strategien zur gezielten Ablenkung von den Schmerzen und Techniken zur Entspannung basiert.

7.2.3.1 Nichtmedikamentöse Migräneprophylaxe

Die nichtmedikamentöse Migräneprophylaxe beinhaltet das Erlernen von Verhaltensmaßnahmen mit dem Ziel, die Intensität und Häufigkeit von Migränekopfschmerzen zu reduzieren. Als Basisempfehlung sollte ein Kind zu einem strukturierten, geregelten Alltag mit möglichst restriktivem Medienkonsum angehalten werden. Beispielhaft könnte ein normaler Alltagsablauf durchgesprochen werden. Dem Kind ist zu vermitteln, dass immer wiederkehrende alltagspraktische Tätigkeiten (An- und Auskleiden, Körperhygiene, Mahlzeiten) störungsfrei ablaufen müssen. Störende Ablenkurgen müssen vom Kind erkannt und vermieden werden. Ebenso wichtig ist das Erlernen einer gesunden Lebensführung. Dazu gehören ausreichender Schlaf mit gleichmäßigem Schlafrhythmus, regelmäßiger Ausdauersport und gesunde Ernährung mit ausreichender Flüssigkeitszufuhr. In einer Studie (Damen et al, 2006) konnte der prophylaktische Effekt eines festen Schlafrituals (stets gleiche Schlafdauer und Schlafrhythmus) festgestellt werden. Das für die Diagnosefindung wichtige Führen eines Kopfschmerzkalenders ist gleichzeitig eine sinnvolle Prophylaxe (siehe Kapitel 7.2.1).

- **Muskelrelaxation nach Jacobsen**

Als weitere Prophylaxemaßnahme bei Migräne im Kindes- und Jugendalter dient die Muskelrelaxation nach Jacobsen (PMR). Dabei handelt es sich um ein Entspannungsverfahren, in dem die Muskeln kurzzeitig gezielt angespannt und anschließend entspannt werden. Durch die Kontrastwahrnehmung der An- und Entspannung bestimmter Muskelgruppen lernen die Kinder, innere Spannungszustände wie Unruhe, Angst und Stress abzubauen. PMR eignet sich ab dem sechsten Lebensjahr und hat sich bei Migräne und idiopathischen Kopfschmerzen bewährt.

Ebenso wie die Progressive Muskelentspannung nach Jacobsen beruht das Autogene Training auf dem psychophysiologischen Prinzip, dass ein entspannter Körper in enger Korrelation zur Psyche steht. Für Kinder unter dem achten Lebensjahr ist das Autogene Training nicht geeignet, da es sich um ein konzentratives Verfahren handelt.

- **Biofeedback**

Mithilfe der Methode des Biofeedbacks (Rückmeldung) können körperliche Regulationsvorgänge gezielt beeinflusst werden. Dabei werden meistens die Muskelaktivität des M. frontalis (oder des M. temporalis) und die Hauttemperatur an den oberen Extremitäten über Sensoren gemessen. Die Messergebnisse sind z.B. in Form einer Kurve auf dem Bildschirm zu sehen oder über Lautsprecher zu hören. Das Kind bekommt eine Rückmeldung, wie sich die Muskelspannung verändert, die in engem Zusammenhang mit Stress und daraus resultierenden Symptomen wie Kopfschmerzen oder Verspannungen stehen kann. Im Laufe der Behandlung lernt das Kind, bewusst diese Körpervorgänge wahrzunehmen, zu kontrollieren bzw. zu beeinflussen. Mithilfe des Biofeedbackverfahrens kann bei Migräne im Kindes- und Jugendalter eine Attackenreduktion von 70% ermittelt werden (Trautmann et al., 2006).

- **Neurofeedback**

Eine Spezialrichtung des Biofeedbacks ist das Neurofeedback oder EEG-Feedback, bei dem die Gehirnströme gemessen und über Spezialgeräte rückgemeldet werden. Die elektrischen Hirnaktivitäten sind auf einem Bildschirm zu sehen, wobei auf günstige EEG - Wellen ein positives Feedback folgt. Durch die kontinuierliche Rückmeldung der eigenen Hirnströme können die Patienten Strategien zur Selbstregulation erlernen. Da zum Neurofeedback zu wenig kontrollierte Studien bei Kindern vorliegen, kann die Wirksamkeit dieses Verfahrens nicht hinreichend beurteilt werden.

- **TENS**

Die transkutane elektrische Nervenstimulation (TENS) ist eine Reizstromtherapie, bei der über Elektroden Wechselstrom niedriger Frequenz durch die Haut auf das periphere Nervensystem einwirkt. Ziel der Therapie ist es, die afferenten Nervenbahnen so zu beeinflussen, dass die Schmerzen gelindert oder verhindert werden. Geeignet ist die Schmerztherapie bei Migräne und Kopfschmerz vom Spannungstyp. Das TENS-Verfahren zeigt bei kindlichen Kopfschmerzen des Spannungstyps eine höhere Wirksamkeit als bei Migräne. Möglicherweise könnte die längere Krankheitsdauer der Migräne der Grund dafür sein oder ein unzureichendes, gezieltes Ansprechen der zerebralen Gefäße auf die TENS-Methode. Einen großen Vorteil des TENS stellt die Unabhängigkeit vom Therapeuten dar.

- **KVT**

Als weitere Alternative der Migräneprophylaxe dient die multimodale kognitive Verhaltenstherapie (KVT). Kinder und Jugendliche berichten einerseits zwar über konkrete Stresssituationen, verfügen aber andererseits nicht über gezielte Stressbewältigungskompetenzen. Diese Kompetenzen bei den Kindern zu fördern, sollte einen großen Stellenwert in der Prävention darstellen. Als Grundlage der multimodalen, kognitiven Verhaltenstherapie dient das biopsychosoziale Schmerzmodell, demzufolge die Schmerzentstehung auf physische, kognitive, behaviorale und affektive Komponenten zurückzuführen ist. Ziel des Verfahrens ist es, sowohl Beeinträchtigungen durch den Schmerz zu minimieren, als auch die Selbstkontrolle zu erhöhen (Holroyd, Andrasik, 1982). Für KVT- Verfahren liegen gut entwickelte standardisierte Programme wie zum Beispiel das Therapieprogramm „Stopp den Kopfschmerz" vor, in dem die Kinder Entspannungsübungen und Bewältigungsstrategien erlernen, die ihnen Kompetenzen in Bezug auf eine höhere Schmerzbewältigungskompetenz und eine positive Selbstkonzeptveränderung vermitteln (Denecke, Kröner-Herwig, 2000). Das Therapieprogramm kann in Einzel-, als auch Gruppensitzungen mit gleicher Effizienz durchgeführt werden und ist zeit- und kostengünstig (McGrath, 1992).

7.2.3.2 Medikamentöse Migräneprophylaxe

Eine medikamentöse Migräneprophylaxe ist bei Kindern und Jugendlichen indiziert, wenn einerseits die nichtmedikamentöse Prophylaxe nicht ausreicht und andererseits die Ansprechrate der Attackenbehandlung besonders bei schwerwiegenden Schmerzen ungenügend ist. In der von Victor und Ryan 2003 durchgeführten Analyse von Studien zur medikamentösen Migräneprophylaxe bei Kindern von 1966 bis 2002 (Cochrane Database Syst Rev. 2003) kristallisierten sich nur der Calciumantagonist Flunarizin und der Betablocker Propranolol als medikamentöse Prophylaxe der pädiatrischen Migräne heraus.

- **Calciumantagonisten**

Es lagen zwei randomisierte, doppelblinde, placebokontrollierte Studien vor, wonach sich unter Flunarizin (5 mg pro Tag) die Häufigkeit und Dauer einer Migräneattacke reduzieren ließ (Sorge et al., 1985, 1988). In der ersten Studie erhielten 24 Kinder über 12 Wochen Flunarizin 5mg vor dem Schlafengehen. Im Vergleich zu einer gleich starken Placebogruppe konnten die mit Flunarizin behandelten Patienten eine signifikante Reduktion der Kopfschmerzintensität und -dauer erzielen. 16 Flunarizin-Patienten erlebten eine Verbesserung um mehr als 50% für beide Parameter (Sorge et al., 1985). In der zweiten Crossoverstudie (N=70) bekamen jeweils 35 Kinder Flunarizin und Placebo über 12 Wochen. Nach anschließender vierwöchiger Therapiepause erfolge ein Crossover der Gruppen. In beiden Gruppen senkte Flunarizin signifikant die Häufigkeit und die durchschnittliche Dauer der Kopfschmerzattacken. Die Flunarizin-Behandlung wurde einmal wegen Unwirksamkeit abgebrochen (in der Placebogruppe fünfmal) und ein Patient brach wegen Sedierung die Therapie ab (Sorge et al., 1988). Als wichtigste Nebenwirkung von Flunarizin gelten Gewichtszunahme, Müdigkeit, Depression und extrapyramidale Bewegungsstörungen. Weiterhin kann auf offene Studien (Boccia et al., 2006) verwiesen werden, die die positive Wirkung von Flunarizin zeigen.

- **Betablocker**

Eine Vergleichsstudie zwischen Flunarizin und Propranolol zeigte einen leichten, nicht-signifikanten Wirkungsvorteil von Propranolol (Lütschg et al., 1990).
Von den drei kontrollierten Studien zu Propranolol ergab nur eine Studie eine Überlegenheit gegenüber einem Placebo (bei einer Tagesdosis von 2-3 mg/ kg KG): In der doppelblinden Crossoverstudie von Ludvigsson (1974) wurde 28 Kindern (7-16 Jahre) 60-120 mg/Tag Propranolol und Placebo verabreicht. Propranolo zeigte eine prophylaktische Wirksamkeit von 71% (im Vergleich 27% zum Placebo). Metoprolol in einer Dosis von

1-1,5mg/kg KG gilt ebenfalls als effektiv und zeigte unter doppelblinden Bedingungen im Placebovergleich und im Vergleich zu Dihydroergotamin nach dreimonatiger Therapie eine signifikante Überlegenheit, die im Monat nach Ende der Prophylaxe noch deutlicher nachwirkte (Pothmann, 1999). Die Langzeitverträglichkeit von Metoprolol ist der von Dihydroergotamin überlegen. Als Nebenwirkungen von Propranolol können Müdigkeit, arterielle Hypotonie, Schlafstörungen, Hypoglykämie, Bronchospasmus und Bradykardie auftreten.

- **Serotoninerge Substanzen**

Pizotifen (Serotonin2-Rezeptorantagonisten) zeigte in einer doppelblinden Crossoverstudie bei 47 Kindern im Alter von 7-14 Jahren mit Migräne keine signifikante Überlegenheit gegenüber einem Placebo (Gillies et al., 1986). Als Nebenwirkungen sind Müdigkeit und Appetitzunahme stärker ausgeprägt als bei Flunarizin.

- **Alpha2-Agonisten**

Clonidin hatte keinen Vorteil im Placebovergleich (Silllanpää, 1977). In der placebokontrollierten, doppelblinden Studie von Sillanpää wurden 28 Kinder mit Clonidin (1,2 mg/kg KG im ersten Monat und 2,1mg/kg KG im zweiten Monat) und 29 Kinder mit Placebo behandelt. In beiden Gruppen betrug die Therapiedauer zwei Monate. Nach einer durchschnittlich 7,9 monatigen Nachbeobachtungszeit hatten sich die Kopfschmerzen von 57% der mit Clonidin behandelten Kinder und 42% der placebobehandelten Kinder wesentlich gebessert. Dieser Unterschied ist nicht signifikant.

- **Trizyklische Antidepressiva**

Amitriptylin zeigte bei einer Tagesdosis von 1 mg pro kg eine reduzierte Migräneattackenfrequenz (Lewis et al., 2004). 73 Kinder erhielten Amitriptylin. Die mittlere Kopfschmerzdauer betrug vor Behandlungsbeginn 10,9 Tage/pro Monat und sank auf 4,1 Tage/Monat nach der Behandlung. 54 der Kinder (62,4%) gaben nach Therapieende eine Kopfschmerzreduktion an. Auch Patienten mit „häufigen Kopfschmerzen", von denen 70 % unter Migräne litten, gaben eine positive Wirkung an (Hershey et al., 2000).

- **Antiepileptika**

Zum Bereich Antiepileptika in der kindlichen Migräneprophylaxe liegen einige Studien vor. Topiramat hat demzufolge bei niedriger Dosis (1-3 mg/kg pro Tag) eine positive Wirkung. In einer randomisierten, placebokontrollierten Studie (Lakshmi et al., 2007) wurden von 44 Kindern je 22 Kindern Topiramat oder Placebo gegeben. Im ersten Monat erfolgte eine Aufdosierung in 25 mg-Schritten bis 100mg pro Tag verteilt auf zwei Einzeldosen. Anschließend wurde 12 Wochen mit der Erhaltungsdosis therapiert. Messparameter war der Vergleich der Schulabstinenz. In der Topiramat-Gruppe ging die monatliche Schulabwesenheit von 16,14 Tagen bei Studienbeginn auf 4,27 Tage bei Studienende zurück. In der Placebogruppe gab es einen Rückgang von 13,38 auf 7,43 Tage. Das Ergebnis ist signifikant (p=0,025). Von der üblichen kindlichen Migräne kann allerdings kaum gesprochen werden, da kindliche Migräniker in der Regel seltener Kopfschmerzen haben und deutlich weniger als oben angegeben in der Schule fehlen. Als Nebenwirkungen traten Gewichtsreduktion sowie Konzentrationsstörungen, Müdigkeit und Parästhesien auf. Valproinsäure zeigte bei einer Tagesdosis von 45 mg/kg eine Reduktion der Attackenhäufigkeit. Allerdings spricht eine randomisierte Vergleichsstudie (Apostol, Cady et al., 2008) gegen den Einsatz dieses Medikaments, da es im Vergleich zu Placebo keinen signifikanten Vorteil ergab. Daher spielt Valproinsäure als Migräneprophylaxe im Kindes- und Jugendalter in der medizinischen Praxis keine Rolle. Zudem sind Kontraindikationen streng zu beachten und eine ständige Laborwertkontrolle erforderlich.. Die Medikamente Levetiracetam mit einer Tagesdosis bis 40 mg/kg und Zonisamid zeigten einen positiven Effekt auf die Häufigkeit der Migräneattacken (Pakalnis et al., 2006, 2007). Insgesamt hat jedoch der Einsatz der Antiepileptika in der kindlichen Migräneprophylaxe aufgrund der Nebenwirkungen als Expertenkonsens keine große Bedeutung.

- **Acetylsalicylsäure**

Eine Vergleichsstudie zwischen niedrig dosiertem ASS (Tagesdosis 2-4 mg/kg) und Flunarizin zeigte eine reduzierte Häufigkeit der Migräneattacken (Pothmann, 1987).

- **Spurenelemente**

Das Spurenelement Magnesium zeigte in der randomisierten doppelblinden, placebokontrollierten Studie (Wang, 2003) eine Verminderung der Attackenhäufigkeit. Bei 58 Kindern (3-17 Jahre), die dreimal täglich 9mg Mg/kg KG oral erhielten, konnte im Vergleich zu einer Placebogruppe (N=60) eine signifikante Wirksamkeit festgestellt werden (p=0,037). In einer Vergleichsstudie gegenüber einem Placebo war Magnesium jedoch nicht unterschiedlich wirksam. Die bei höherer Dosierung als Nebenwirkung auftretende osmotische Diarrhoe beschränkt ohnehin den Einsatz.

- **Vitamine und Nahrungsergänzungsmittel**

Eine offene Studie zeigt, dass Kinder und Jugendliche, bei denen ein niedriger Coenzym-Q10-Spiegel festgestellt wurde durch Coenzym-Q10-Gabe eine Reduktion der Migräneattacken angaben (Hershey et al., 2007).

7.3 Medikamentöse Migränetherapie bei Kindern und Jugendlichen in den USA - Unterschiede zu Therapieempfehlungen in Deutschland

Auch in den USA liegen wenige kontrollierte und randomisierte Studien zur Migränetherapie im Kindesalter vor. In einem Bericht der American Academy of Neurology Quality Standards Subcommittee and the Practice Committee of the Child Neurology Society wurde die pharmakologische Behandlung von Migräne bei Kindern und Jugendlichen untersucht (Lewis, Ashwal, Hershey et al., 2004). Therapieempfehlungen für Migräne wurden differenziert in Akutmedikation und Prophylaxe. Die Ergebnisse für die Akutbehandlung der kindlichen Migräne zeigten, dass bei Kindern unter 6 Jahren Ibuprofen und Paracetamol sowohl eine gute Wirksamkeit, als auch eine gute Verträglichkeit hatten. Bei Jugendlichen ab 12 Jahren waren Sumatriptan nasal und Ibuprofen sehr wirksam und gut verträglich. In zwei placebokontrollierten Doppelblindstudien wurden das nichtsteroidale Antiphlogistikum Ibuprofen, Paracetamol und ein Placebo auf ihre unterschiedliche Wirksamkeit untersucht. In der ersten Studie (N=88) wurde Kindern und Jugendlichen im Alter von 4-16 Jahren Ibuprofen 10 mg/kg Körpergewicht und Paracetamol 15 mg/kg Körpergewicht verabreicht. Von den Ibuprofen-therapierten Kindern zeigten 56% und von den Paracetamol-therapierten Kindern gaben 53% verminderte Kopfschmerzen an (keine Signifikanz). Unter Placebogabe berichteten 36% eine Schmerzreduktion. Absolute Schmerzfreiheit gaben 60% der Ibuprofen-behandelten Kinder, 39% der Paracetamol-behandelten Kinder und 28% der Placebo-behandelten Kinder an. Es besteht eine klare Präferenz für Ibuprofen. In der zweiten Studie (N=84) wurde Kindern und Jugendlichen im Alter von 6-12 Jahren 7,5 mg Ibuprofen/kg Körpergewicht und ein Placebo gegeben (Lewis et al., 2002). Nach zwei Stunden berichteten 76% der Kinder unter Ibuprofen-Einnahme und 53% unter Placeboeinnahme eine Reduktion der Kopfschmerzen. Die Wirksamkeit des Ibuprofens bei den Jungen lag bei 84% und die des Placebos bei 43%. Bei den Mädchen war zwischen der Wirkung der Ibuprofen-Dosis und des Placebos keine Signifikanz festzustellen (67% versus 65%). Bei Paracetamol wurde ein schnellerer Wirkungseintritt festgestellt. Auch in Deutschland wird die kindliche Migräne nach den empfohlenen Richtlinien der DMKG als Mittel der ersten Wahl mit Ibuprofen 10 mg und als Mittel der zweiten Wahl mit Paracetamol 15 mg und bei fehlender Wirkung der beiden Medikamente ab einem Alter von 12 Jahren mit Sumatriptan nasal 10-20 mg behandelt. Die Wirksamkeit von Sumatriptan nasal wurde in mehreren placebokontrollierten Doppelblindstudien untersucht. In der ersten Studie (N=14) stellte sich nach 2 Stunden eine erhebliche signifikante Schmerzreduktion von 85,7% (p=0,03) der Sumatriptan-Gruppe im Vergleich zu 42,9% der Placebo-Gruppe ein. Ferner gingen Begleitsymptome der Migräne wie Übelkeit (um 36%) und Phonophobie (57%) deutlich zurück (Überall et al., 1999). In der zweiten doppelblinden, placebokontrollierten Studie (N=510) wurden jugendlichen im Alter von 12-17 Jahren 5 mg, 10 mg und 20 mg Sumatriptan Nasenspray verabreicht (Winner et al., 2000). Nach 2 Stunden konnte bei der 20 mg-Dosis Sumatriptan absolute Schmerzfreiheit erreicht werden (p<0,05). Die Begleitsymptome Photophobie und Phonophobie ließen nach. 26% der Jugendlichen hatten Geschmacksstörungen als einzige Nebenwirkung. Eine dritte Studie (Ahonen et al., 2004) von einem doppelblinden, placebokontrollierten Crossoverdesign untersuchte 83 Kinder im durchschnittlichen Alter von 12,4 Jahren. 10 mg Sumatriptan Nasenspray erhielten Kinder mit einem Gewicht von 20-39kg und 20 mg Sumatriptan nasal Kinder über 40kg Körpergewicht. Nach einer Stunde gaben 51% der Sumatriptan versus 29% der Placebogruppe eine Kopfschmerzreduktion an (p=0,014); nach zwei Stunden eine Schmerzminderung von 64% versus 39% (p=0,003). Bei der subkutanen Gabe von Sumatriptan zeigten sich häufig als Nebenwirkungen Beschwerden im Kopf-, Hals- und Brustbereich. Sumatriptan subkutan spielt weder in den USA, noch in Deutschland in der Migränetherapie eine große Rolle. Zu dem Triptan Rizatriptan liegen kaum Studien in Bezug auf die Wirksamkeit bei kindlicher Migräne vor. Eine amerikanische Studie (N=296 Jugendliche im Alter von 12-17 Jahren) zeigte, dass nur ein geringer Unterschied im Wirkungsgrad zwischen Rizatriptan und einem Placebo besteht (66% im Vergleich zu 56%; p=0,79). Rizatriptan ist gut verträglich. Als Nebenwirkungen wurden Asthenie, Mundtrockenheit und Schwindel beschrieben (Winner et al., 2002). Das Triptan Zolmitriptan wurde in einer offenen, multizentrischen Studie oral (N= 38) in einer Dosis von 2,5 mg im Vergleich zu 5 mg gegeben (Linder et al., 2000). Eine Verbesserung der Kopfschmerzen nach 2 Stunden stellten 88% der 12- bis 17-jährigen Jugendlichen bei einer Dosis von 2,5 mg fest und 70% der Jugendlicher bei einer Dosis von 5 mg. Eine Schmerzfreiheit erreichten 66% der Jugendlichen. Die Triptane ausgenommen das Sumatriptan nasal haben in den USA keinen großen Stellenwert in Bezug auf die Therapie der jugendlichen Migräne. In Deutschland werden die oralen Triptane der Empfehlung der deutschen Migräne- und Kopfschmerzgesellschaft auf Grundlage von Expertenerfahrung entsprechend als Mittel der dritten Wahl in folgender Dosis und Darreichungsform bewertet:

- Zolmitriptan 2,5 mg Schmelztablette
- Zolmitriptan nasal 5 mg
- Almotriptan 12,5 mg
- Rizatriptan 5-10 mg

Abschließend werden im nachstehenden Kapitel die Prophylaxemaßnahmen bei Migräne im Kindes- und Jugendalter in den USA vorgestellt und mit der Prophylaxe in Deutschland verglichen.

7.4 Medikamentöse Migräneprophylaxe im Kindes- und Jugendalter in den USA

Im folgenden Abschnitt werden ausschließlich die medikamentösen Prophylaxemaßnahmen der kindlichen Migräne in den USA erläutert.

- **Antihistaminika**

In einer Studie (N=30) wurde das Antihistaminikum Cyproheptadin in einer Dosis von 2 bis 8 mg pro Tag gegeben, wodurch sich die Häufigkeit der Kopfschmerzen bei 83% der Kinder reduzierte (Lewis et al., 2004). Als Nebenwirkung traten Müdigkeit und erhöhter Appetit auf. Zu den zur Migräneprophylaxe im Kindes- und Jugendalter empfohlenen Medikamenten gehört Cyproheptadin in den USA und auch in Deutschland nicht.

- **Betablocker**

Die Untersuchung des Betablockers Propranolol ergab widersprüchliche Ergebnisse. Die doppelblinde Crossoverstudie (N=28) von Ludvigsson (1974) zeigte eine signifikante Wirksamkeit von Propranolol. 71% der Kinder im Alter von 7 bis 16 Jahren gaben unter einer Propranolol-Dosis von 60 bis 120 mg pro Tag eine vollständige Kopfschmerzreduktion an. 10% der Kinder gaben ein Nachlassen der Kopfschmerzen von 66% an ($p<0,001$). In der Placebo-Gruppe wiesen 3 von 28 Kindern absolute Schmerzfreiheit auf und 3,6% eine Schmerzreduktion von 66%. Das Resultat einer zweiten Studie (N=39, 9-15 Jahre), die die präventive Wirkung von 40-120 mg Propranolol pro Tag belegen wollte, zeigte sogar eine Zunahme der durchschnittlichen Kopfschmerzdauer unter Propranolol (Forsythe et al., 1984). In einer weiteren Studie wurde Propranolol in der Dosis 3 mg/Tag (N=33, 6-12 Jahre) versus Selbsthypnose untersucht und zeigte ebenfalls keine signifikante Wirkung (Olness et al., 1987). Die Wirksamkeit von Propranolol konnte somit in den USA nicht eindeutig belegt werden. Einzig die Studie von Ludvigsson (1974), auf die bei den Migräneprophylaxeempfehlungen in Deutschland zurückgegriffen wird, konnte den positiven Effekt von Propranolol in den USA belegen. In Deutschland wird der Betablocker Propranolol aufgrund oben genannter Studie und der guten Expertenerfahrungen als Migräneprophylaxe sowohl im Erwachsenen, als auch im Kindesalter als Mittel der ersten Wahl eingesetzt.

- **Alpha2-Agonisten**

In zwei Studien wurde das Präparat Clonidin getestet. Bei der ersten Phase (offenes Studiendesign) der ersten Studie (N=50) berichteten 40% der Kinder über einen längeren schmerzfreien Abstand zwischen den Migräneattacken an und über eine deutliche Wirksamkeit des Mittels (im Gegensatz zur Placebo-Gruppe). Die zweite Phase (doppelblindes Crossoverdesign) der Studie (N=43) dagegen konnte keinen signifikanten Unterschied zwischen den Clonidin-therapierten Kindern und der Placebo-Gruppe belegen. Die zweite Studie (N=57) verglich parallel eine Clonidin-Gruppe (28 Kinder erhielten 25-50 mg Clonidin über 2 Monate) mit einer Placebogruppe (26 Kinder). Es wurde kein signifikanter Unterschied in der Wirksamkeit festgestellt. 9 von 28 Kindern unter Clonidin-Behandlung und 9 von 26 Kindern der Placebo-Gruppe gaben Schmerzfreiheit an. Auch die in Deutschland zugrundeliegenden Studien konnten keine bessere Wirkung des Clonidins im Vergleich zum Placebo beweisen. Damit hat Clonidin auch in Deutschland keinen Stellenwert in der kindlichen Migräneprophylaxe. Das Antidepressivum Amitritylin wurde Jugendlichen ab 12 Jahren (N=192), von denen 70% unter Migräne mit mehr als 3 Attacken pro Monat litten, in einer Dosis von 1 mg pro kg pro Tag verabreicht. Die Jugendlichen stellten eine Reduktion in der Stärke und Häufigkeit der Kopfschmerzen fest, nicht jedoch in der Dauer der Schmerzen. Als Nebenwirkung wurde Müdigkeit angegeben.

- **Trizyklische Antidepressiva**

In den USA zählt Amitriptylin zu den Medikamenten, die aufgrund ungenügender Beweise in Bezug auf die Wirksamkeit nicht als Migräneprophylaxepräparat empfohlen werden. In Deutschland dagegen wird es als Mittel der zweiten Wahl (in der Dosis bis 1 mg pro KG pro Tag) zur Vorbeugung der kindlichen Migräne empfohlen. Zu den Antidepressiva Nortriptylin und Desipramin gibt es keine Vergleichsdaten. Auch Pizotifen zeigte in der bereits im oberen Kapitel beschriebenen Crossoverstudie keinen Wirkungsunterschied zwischen der Pizotifen-behandelten und der Placebogruppe.

- **Antiepileptika**

Die Antikonvulsiva Levetiracetam, Topiramat und Valproinsäure ergaben in den Studien so beweisschwache Ergebnisse, dass sie als Empfehlung in der kindlichen Migräneprophylaxe in den USA keine Rolle spielen (Apostol et al., 2008).

- **Calciumantagonisten**

Aufgrund seiner guten Wirksamkeit in der Migräneprophylaxe wird in Deutschland als Mittel der ersten Wahl der Calciumantagonist Flunarizin (in einer Dosis von 5 mg pro Tag) empfohlen. In einer doppelblinden, placebokontrollierten Crossoverstudie (N=63) zeigte Flunarizin (5 mg/Tag) eine gute Wirksamkeit. Die Häufigkeit der Kopfschmerzen ($p<0,001$) und die durchschnittliche Dauer ($p<0,01$) wurden vermindert. Flunarizin ist allerdings in den USA nicht als Medikament zur Migräneprophylaxe zugelassen. Möglicherweise sind die Nebenwirkungen wie Müdigkeit, Gewichtszunahme, zentralnervöse Störungen (Angstzustände und Schlaflosigkeit), gastrointestinale Störungen und seltener schwerwiegende extrapyramidal-motorische Störungen der Grund dafür, dass Flunarizin in den USA nicht erhältlich ist. Der Calciumantagonist Nimodipin (N=37 Kinder und Jugendliche im Alter von 7-18 Jahren) hatte in einer Dosis von 3x10 bis 20 mg/Tag keine unterschiedliche Wirkung zur PlaceboGruppe. Erst bei weiterer Behandlung zeigte die Nimodipin-behandelte Gruppe einen höheren Effekt in Bezug auf die Kopfschmerzreduktion als die Placebogruppe. Die Kopfschmerzdauer wurde unter Nimodipin allerdings nicht positiv beeinflusst. Aufgrund der widersprüchlichen Ergebnisse in der Wirkung wird Nimodipin in den USA nicht zur kindlichen Migräneprophylaxe empfohlen.

8. Methodik

8.1 Studienaufbau

Die Daten für diese Doktorarbeit wurden im Rahmen des Forschungsprojekts „Kognitive Vulnerabilität durch Interferenzen bei Kindern und Jugendlichen mit und ohne rezidivierende Schmerzerfahrungen" der Klinik und Poliklinik für Neurologie des Universitätsklinikums Essen unter der Leitung von Frau Dr. Dipl. Psych. Gaby Ostkirchen erhoben. Das Forschungsprojekt gliedert sich in eine epidemiologische und eine experimentelle Studie.

Die epidemiologische Studie fokussiert darauf, Prävalenzen und Inzidenzen von Kopf- und Bauchschmerzsymptomen im Zusammenhang mit der gesundheitsbezogenen Lebensqualität von der Vorschule bis zur Pubertät zu erfassen. Bei der experimentellen Studie werden gesunde Kinder mit kopf- und bauchschmerzerfahrenen Kindern in Bezug auf die Störbarkeit ihrer Aufmerksamkeits- und Behaltensleistungen verglichen. Die Erhebung der gesunden Kinder fand im Längs- und Querschnitt statt. Die schmerzerfahrenen Kinder wurden im Längsschnitt untersucht.

8.2 Fragebögen

Im Rahmen des Projekts wurde der „Fragebogen zur simultanen Erfassung von Kopf-und Bauchschmerzsymptomen" für Kinder (FSEKB-K) und Erwachsene (FSEKB-E) von Ostkirchen et al (2004) entwickelt, mit dessen Hilfe gesunde Kinder von Kindern mit rezidivierender Kopf- und Bauchschmerzerfahrung differenziert werden. Grundlage der Fragebögen sind die IHS-Klassifikation („International Headache Society", 2004), die Rome-III-Kriterien und der Fragebogen zur Erfassung der gesundheitsbezogenen Lebensqualität bei Kindern und Jugendlicher (KINDL-R, Ravens-Sieberer & Bullinger, 1998). In dem KINDL-Fragebogen beurteilen die Kinder ihr körperliches und psychisches Wohlbefinden, ihr Selbstwertgefühl und ihre Lebensqualität in Bereichen wie Schule, Familie und Freunde. Die Einstufung dieser Parameter spiegelt die Lebensqualität der Kinder und Jugendlichen wider. Die Auswertung des Fragebogens beinhaltet einen Gesamtscore, der in der vorliegenden Arbeit zur Einteilung der Kinder mit hoher und niedriger Lebensqualität (MW-Dichotomisierung) verwendet wird.

8.3 Versuchsdurchführung

Vor der Datenerhebung nahmen die Doktoranden Kontakt zu den Schulen auf, wobei die Zustimmung der Schulleiter(innen) und der Klassenlehrer(innen) einzuholen war. Die Einverständniserklärungen der Eltern und die Elternfragebögen wurden verteilt und zwei Wochen später wieder eingesammelt. Jedes Kind musste seine schriftliche Zustimmung zur Datenerhebung geben entsprechend des Artikels 12 der UN-Kinderrechtskonvention, die besagt, dass jedes Kind bei eigenen Angelegenheiten das Recht hat mitzubestimmen. Bei der Terminabsprache stellten sich die Doktoranden ganz auf die jeweiligen Klassenlehrer(innen) ein, um eine gute Kooperation zu gewährleisten und um den Unterrichtsausfall für jedes Kind individuell möglichst unerheblich zu halten. Für die Datenerhebung wurden pro Kind 5 bis 6 Stunden an unterschiedlichen Tagen veranschlagt. Alle Kinder durchliefen den gleichen Testablauf. Die schmerzerfahrenen Kinder mussten während der Testung schmerzfrei sein. Zu Beginn der Testung wurde jedem Kind zur Motivation die Geschichte der Familie Aralamos erzählt. Sinn der Geschichte war, dass die Familie Aralamos mithilfe von Energiepunkten, die die Kinder für die absolvierten Tests erhielten, wieder auf ihren Heimatkometen zurückkehren konnte. Ein Teilbereich der Datenerhebung war das Schmerzinterview, das im nachstehenden Kapitel detailliert beschrieben wird, weil es spontan generierte Bewältigungsstrategien der Viertklässler in unterschiedlichen Schmerzsituationen erfasst.

8.4 Das Essener Kinderschmerzinterview

Verbale Selbstberichte sind eine zuverlässige Methode, um Bewältigungsmechanismen zu erfassen. Bei der Erhebung von Copingstrategien bei Kindern werden meist teilstrukturierte Interviews mit selbst generierten Problemsituationen eingesetzt. Das dieser Studie zugrundeliegende „Essener Kinderschmerzinterview" stellt ebenfalls ein teilstrukturiertes Interview mit jeweils sechs identischen Fragen zu verschiedenen Schmerzsituationen dar (siehe Anhang B). Bei den Schmersituationen handelt es sich um:

1. Fahrradunfall
2. Bauchschmerzen
3. Kopfschmerzen
4. Spritze

Zu jeder der Schmerzsituationen wurde den Kindern eine Zeichnung vorgelegt, um sowohl die jeweilige Schmerzsituation zu veranschaulichen, als auch die Kommunikation und Motivation der Kinder anzuregen (Lohaus, 1989). Die Bilder zeigen mit Ausnahme des ersten Bildes ein geschlechtsneutrales Kind, sodass die befragten Viertklässler nicht vom Geschlecht des abgebildeten Kindes beeinflusst werden. Jedes Schmerzinterview wurde digital aufgezeichnet. Zu Beginn des Interviews sollten sich die Kinder das jeweilige Bild in Ruhe anschauen. Danach wurden ihnen zu jeder Schmerzsituation folgende sechs Fragen gestellt:

1. *„Was siehst du da auf dem Bild? Beschreibe mir einmal, was passiert ist."*
   (Situationsbeschreibung)

   Frage 1 hat zum Ziel sicherzustellen, dass das Kind verstanden hat, um welches Schmerzereignis es sich handelt.

2. *„Kennst du diese Schmerzen? Ist dir so etwas auch schon mal passiert?*
   (Schmerzerfahrung)

   Frage 2 beschäftigt sich mit der Schmerzerfahrung des Kindes.

3. *„Die Familie Aralamos kennt keine Schmerzen. Könntest du ihnen einmal erzählen, wie sich diese Schmerzen anfühlen? Beschreibe das einmal ganz genau."*
   (Schmerzbeschreibung)

   Frage 3 bezieht sich auf die individuelle Schmerzbeschreibung des Kindes.

4. *„Wie stark sind die Schmerzen wohl bei dem Kind? Wie stark waren die Schmerzen bei dir?"*
   (Einschätzung der **Schmerzintensität** anhand der visuellen Analogskala, Mundipharma Artikelnr. 9535)

   In Frage 4 wird das Kind dazu angeleitet, die vermuteten oder selbst erlebten Schmerzen anhand einer visuellen Analogskala (VAS) einzuschätzen.

5. *„Wieso tut das weh? Was glaubst du, welches die Ursache dafür ist?"*
   (Ursachenbeschreibung)

   Mit Frage 5 werden die Überlegungen des Kindes zur möglichen Schmerzursache erfasst.

> **6.** *„Was kann das Kind wohl tun, damit es nicht mehr so weh tut?*
> *Was hast du getan, damit der Schmerz weniger wurde?"*
> (**Beschreibung der Bewältigungsstrategien**, siehe Anhang)
>
> Frage 6 dient der Beschreibung der Bewältigungsstrategien des Kindes und ist Gegenstand vorliegender Arbeit.

7. *„Wen könnte das Kind in der Situation um Hilfe bitten?"*
   (**Frage nach menschlichen Bindungen**)

   Frage 7 bezieht sich auf die menschlichen Bindungen des Kindes. Das Kind gibt Bezugspersonen an, die es in der jeweiligen Schmerzsituation um Hilfe bittet.

Die Kinder sollten möglichst konkret mit ihren eigenen Worten antworten. Wenn die Kinder deutlich vom Thema abkamen, versuchte der Interviewleiter die Kinder wieder zum Thema zu führen. Allerdings gab es etliche Kinder, die viel zu erzählen hatten und denen die Freude am Mitteilen nicht genommen werden sollte. Kinder, die wenig oder nichts auf die Fragen antworteten, versuchte der Interviewleiter mit weiteren, ausführlicheren Äußerungen zu motivieren und zu einer Antwort zu bringen. Wichtig dabei war, dass die Kinder nicht in Bezug auf ihre Antworten zur Schmerzsituation beeinflusst wurden. Verboten waren außerdem rhetorische und geschlossene Fragen.

8.5   Auswertung des Schmerzinterviews

Kategoriensystem	Interviewbereich	Anzahl der Kategorien
I	Schmerzbeschreibung	17
III	Schmerzursache	19
IV	Schmerzbewältigung	22
V	Bindung	18

Tabelle 10: *Übersicht der vier Kategoriensysteme*

Die mit Hilfe eines digitalen Diktiergerätes aufgenommenen Schmerzinterviews wurden transkribiert. Um eine objektive Auswertung der kindlichen Aussagen zu ermöglichen, wurde zur Standardisierung ein Regelwerk entwickelt. Das Regelwerk enthält sowohl „das Regelsystem und die Anleitung zur Auswertung der Schmerzinterviews" (siehe Anhang A), als auch das Kategoriensystem „CAT_SYS_PED_PAIN" (Ostkirchen et al., 2007) zu den vier Fragebereichen in den vier Schmerzsituationen. Die Konstruktion des Kategoriensystems hatte zum Ziel, alle Äußerungen der Kinder erschöpfend zu erfassen und zuzuordnen. Dabei wurden die Antworten zur „Schmerzbeschreibung" dem Kategoriensystem I, die Antworten zur „Schmerzursache" dem Kategoriensystem III, die Antworten zur „Schmerzbewältigung" dem Kategoriensystem IV und die Antworten zur „Bindung" dem Kategoriensystem V zugeordnet. Die Antworten zur Schmerzsituation und zur Schmerzintensität wurden bei der Kategorisierung nicht berücksichtigt. Jede sinnvolle, zum Thema gehörende Aussage der Kinder zu den vier Interviewbereichen wurde als eine Kategorieneinheit gewertet und in dem entwickelten Regelsystem einer Kategorie zugeteilt. Eine gültige Äußerung kann aus einem Satz, einem prädikativen Zentrum, einem Halbsatz oder einem Stichwort bestehen. Jede Aussage konnte nur einmal kategorisiert werden und nicht zusätzlich noch anderen Kategorien zugeteilt werden. Dabei war es durchaus möglich, dass die Kinder z.B. auf Fragen der „Schmerzbeschreibung" (Kategoriensystem I) mit Aussagen antworteten, die dem Kategoriensystem IV „Schmerzbewältigung" zuzuordnen waren. Aus diesem Grund war ein sehr genaues Kategorisieren für die Auswertung nötig. Dem Kategoriensystem I („Schmerzbeschreibung") sind 17 Kategorien untergeordnet, dem Kategoriensystem III („Schmerzursache") 19 Kategorien, dem Kategoriensystem IV („Schmerzbewältigung") 22 Kategorien und dem Kategoriensystem V 16 Kategorien (Tabelle 10). In allen Kategoriensystemen gibt es die Kategorie Z, worunter Aussagen fallen, die nicht einzuordnen sind. Nach Möglichkeit sollte die Einteilung in die Kategorie Z vermieden werden. Zur Veranschaulichung werden die sinnvollen Aussagen, die als Einheiten gelten, zusätzlich farblich unterlegt: die Einheiten zur Schmerzbeschreibung werden rot, die Einheiten zur Schmerzursache gelb, die Einheiten zur Schmerzbewältigung grün und die Einheiten zur Bindung blau markiert (siehe Auswertungsbeispiel im Anhang). Antwortet z.B. ein Kind auf die Schmerzbeschreibung der Situation „Fahrradunfall" mit „es tut weh", wird die Einheit rot unterstrichen, auf die linke Seite wird I geschrieben (für Kategoriensystem I) und auf die rechte Seite I_2 für die Kategorie 2 des Kategoriensystems I. Ist diese Antwort die einzige Einheit des Kindes, die diesem Kategoriensystem zuzuordnen ist, wird auf die linke Seite hinter I zusätzlich 1 (also I_1) geschrieben. Beschreibt das Kind die Schmerzen noch mit „es brennt", wird diese Aussage der Kategorie 6 des Kategoriensystems I zugeordnet. Demnach steht auf der linken Seite I_2, da das Kind insgesamt zwei dem Kategoriesystem I zugehörige Aussagen (Einheiten) generiert hat. Mit dieser Zahl wird somit die Gesamtzahl aller zu einem Kategoriensystem gehörenden Einheiten dokumentiert. Das Kategorisieren wird von zwei Doktoranden (Rater 1, Rater 2) unabhängig voneinander durchgeführt und auf den bearbeiteten Interviews dokumentiert. Zur Unterscheidung erhält jeder Rater eine bestimmte Nummer (z.B. Erstrating R3, Zweitrating R5). Abschließend werden die Intercoderreliabilitäten ermittelt.

Die vorliegende Arbeit beschäftigt sich mit den kindlichen Schmerzbewältigungsstrategien (siehe Anhang C), für die sich 22 Kategorien ergeben (Kategoriensystem IV, siehe Tabelle 11). Ferner wurden die Kategorien den Subgruppen „problemorientiert-emotionsorientiert" und „Vermeidungsstrategien-aktive Bewältigung" zugeteilt.

8.6 Einteilung der Bewältigungsstrategien in unterschiedliche Subgruppen

K	Benennung der Coping-Kategorien (K1 - K22)	Kategorien für die Subgruppen			
		emotionsorientiert	problemorientiert	Vermeidung	Annäherung
1.	konkrete Aktionen (gezielt schmerzlindernd)		K1		K1
2.	Abschirmung, Entspannung, Ausruhen, Schlafen				
3.	bewußte Handlungsunterlassung, behavioral		K3	K3	
4.	bewußte Handlungsunterlassung, kognitiv		K4		
5.	positive Selbstinstruktion	K5			K5
6.	Ablenkung, etwas Schönes tun	K6			
7.	Durchhalten / Weitermachen				K7
8.	Emotionsregulation oder Formen der Resignation	K8			
9.	physikalische Hilfsmittel		K9		K9
10.	pharmakologische Maßnahmen		K10		K10
11.	Arzt- / Krankenhausbesuch, medizinische Behandlung		K11		K11
12.	Vermeidung des Arztbesuches			K12	
13.	magische Maßnahmen				
14.	Wunsch nach o. erlebtem emotionalem/sozialem Beistand	K14			
15.	Beschreibung von Bewältigungsstrategien anderer				
16.	Benennung des Erfolges einer Bewältigungsmaßnahme				
17.	Benennung des Mißerfolges einer Bewältigungsmaßnahme				
18.	Vermeidung, durch nicht sehen wollen			K18	
19.	Prophylaxe-Strategien		K19		K19
20.	Hilfe holen		K20		K20
21.	Benennung eines spezifischen Medikamentes		K21		K21
22.	Kind kennt keine Bewältigungsmöglichkeit				

Tabelle 11: Einteilung der Kategorien in die Subgruppen emotions- vs. problemorientiert und Vermeidung vs. Annäherung

Zur Veranschaulichung sind die 22 Kategorien des Interviewbereiches „Coping" in die Subgruppen „problembezogen vs. emotionsbezogen" und „Coping durch Vermeidung vs. durch Annäherung/Approach" eingeteilt worden. Auf Initiative der Doktorandin Ina Czerwinski wurden 14 Rater der Arbeitsgruppe als Experten befragt, welche der 22 Kategorien sie den Subgruppen zuordnen. Die Kategorien, die die 14 Rater nicht als Mehrheit einordnen konnten („uneindeutige Kategorien"), wurden in den Subgruppenanalysen nicht berücksichtigt. Die verwendete Experteneinteilung ist in Tabelle 11 aufgeführt und dient als Grundlage für die Auswertung der Ergebnisse in der vorliegenden Arbeit.

8.7 Statistische Auswertung

Nach Eingabe der Erst- und Zweitratings werden die Daten mithilfe des Statistikprogramms SPSS der 18.Version bearbeitet. Es werden unterschiedliche Dateien für die Erst-

und Zweitraterergebnisse angelegt. Sowohl die Codenummer, der Vorname, das Alter und die Schmerzgruppe des Kindes, als auch die vom Kind genannten Kategorieneinheiten werden eingegeben, wobei chronologisch entsprechend der vier Schmerzsituationen und der fünf Schmerzbereiche vorgegangen wird. Auf diese Weise lassen sich die Anzahl der Kinder, die sich in einer Kategorie geäußert haben, und die Anzahl der Kategorieneinheiten pro Kind ermitteln. Nur die Daten der Kinder, mit denen ein vollständiges Schmerzinterview geführt worden ist (N=163, bei 22 der 189 Viertklässler konnte das Interview nicht vollständig durchgeführt werden, 4 weitere Kinder äußerten sich nicht zu Copingstrategien bei Kopfschmerzen), werden bei der statistischen Analyse berücksichtigt. Bei der Untersuchung der Schmerzrezidivität bestand die Stichprobe aus 160 Viertklässlern und in Bezug auf die Lebensqualität aus 135 Kindern. Die aufgestellten Tabellen, die die Häufigkeiten im Überblick zeigen, werden durch Konfidenzintervalle vervollständigt. Vergleiche mit den Ergebnissen anderer Teilstichproben sind dadurch möglich.

Für die Hypothesentestung wird mithilfe des Kolmogorov-Smirnov-Tests (K-S-Test) zunächst geprüft, ob die untersuchten Daten einer Normalverteilung unterliegen. Zeigt der Kolmogorov-Smirnov-Test keine Signifikanz, liegt eine Normalverteilung vor. In diesem Fall werden parametrische Testverfahren eingesetzt. Bei Signifikanz im K-S-Test, wenn also die Parameter nicht normal verteilt sind, werden nonparametrische Testverfahren gewählt. Für Vergleiche zwischen zwei unabhängigen Stichproben wird der Mann-Whitney-U-Test angewendet. Als Signifikanzniveau wird der Wert $p<0.05$ definiert.

8.8 Fragestellungen und Hypothesen

Für die vorliegende Arbeit wurden Bewältigungsstrategien von Viertklässlern in der Schmerzsituation Kopfschmerz ermittelt und die Verteilung über die 22 Schmerzbewältigungskategorien, denen die einzelnen, sinnvollen Äußerungen (Einheiten) der Kinder zugeordnet wurden, analysiert. Auf diese Weise wurde die unterschiedliche qualitative und quantitative Gewichtung hinsichtlich der einzelnen Kategorien in verschiedenen Subgruppen aufgezeigt. Die Differenzierung in „Jungen und Mädchen", „Kinder mit und ohne rezidivierende Schmerzen" und „Kinder mit hoher und niedriger Lebensqualität" bildeten die unabhängigen Variablen, nach denen auch die anschließend abgeleiteten Hypothesen gruppiert wurden. Ziel dieser Arbeit ist es, im deskriptiven Teil repräsentative Referenzdaten für spontan generierte Copingstrategien von Viertklässlern für Kopfschmerzen vorzustellen und durch die Hypothesentestung empirische Ergebnisse bestehenden Vorurteilen gegenüberzustellen.

8.8.1 Geschlechtsspezifische Hypothesen

Gibt es quantitative und qualitative Unterschiede hinsichtlich der angewandten Copingstrategien bei Mädchen und Jungen in der Schmerzsituation Kopfschmerz?
Dem weitverbreiteten Vorurteil nach wird angenommen, dass Mädchen bei Kopfschmerzen mehr Copingstrategien nennen als Jungen. Ferner wurde in der Studie von Tesler et al. (1981) und Spirito et al. (1995) verdeutlicht, dass Mädchen mehr emotionsorientierte Bewältigungsmechanismen anwenden, während Jungen Vermeidungsstrategien als Copingstrategie bei Kopfschmerzen bevorzugen.

1. Hypothese

Mädchen nennen quantitativ mehr Bewältigungsmechanismen bei Kopfschmerzen als Jungen.

2. Hypothese

Mädchen geben häufiger emotionsorientierte Copingstrategien bei Kopfschmerzen an als Jungen.

3. Hypothese

Jungen nennen häufiger Vermeidungsstrategien als Bewältigungsmechanismen bei Kopfschmerzen als Mädchen.

4. Hypothese

Jungen wenden bei Kopfschmerzen häufiger konkrete Aktionen als Copingstrategie an als Mädchen.

8.8.2 Schmerzspezifische Hypothesen

Gibt es quantitative und qualitative Unterschiede hinsichtlich der angewandten Copingstrategien bei Kindern mit und Kindern ohne rezidivierende Schmerzen in der Schmerzsituation Kopfschmerz?

Es wird angenommen, dass Kinder mit rezidivierenden Schmerzen aufgrund ihrer Schmerzerfahrungen oft wissen, welche Copingstrategie bei ihnen erfolgreich ist und deshalb sehr konkrete Antworten geben. Nicht schmerzerfahrene Kinder nennen dagegen alle Copingstrategien, die ihnen sinnvoll erscheinen.

1. Hypothese
Schmerzerfahrene Kinder wenden weniger Bewältigungsmechanismen bei Kopfschmerzen an als schmerzunerfahrene Kinder.

2. Hypothese
Kinder mit rezidivierenden Schmerzen nennen bei Kopfschmerzen häufiger die Copingstrategie "physikalische Hilfe".

3. Hypothese
Kinder mit rezidivierenden Schmerzen geben bei Kopfschmerzen häufiger die Bewältigungsstrategie "pharmakologische Hilfe" an.

8.8.3 Hypothesen zur Lebensqualität

Gibt es quantitative und qualitative Unterschiede hinsichtlich der angewandten Copingstrategien bei Kindern mit niedriger und Kindern mit hoher Lebensqualität in der Schmerzsituation Kopfschmerz?
Angenommen wird, dass Kinder mit niedriger Lebensqualität (LQ) aufgrund ihres empfundenen Leidensdrucks mehr erzählen bzw. mehr Bewältigungsmaßnahmen bei Kopfschmerzen nennen als Kinder mit hoher Lebensqualität (Sawyer, 2005). Ferner behauptet Sawyer, dass Schmerzbewältigungsmaßnahmen die Schmerzintensität und daraus resultierend auch die Lebensqualität der Kinder beeinflussen.

1. Hypothese
Kinder mit niedriger Lebensqualität nennen bei Kopfschmerzen mehr Bewältigungsmechanismen als Kinder mit hoher Lebensqualität.

2. Hypothese
Kinder mit niedriger Lebensqualität geben bei Kopfschmerzen häufiger emotionsorientierte Copingstrategien an als Kinder mit hoher Lebensqualität.

9. Ergebnisse

9.1 Deskription der untersuchten Viertklässler

unabhängige Faktoren	Jungen	Mädchen	fehlende Angabe	Gesamt
Geschlecht der erhobenen Viertklässler	87	102	0	189
Interviewteilnahme	79	84	26	163
Schmerzrezidivität	78	82	3	160
rezidivierende Schmerzen	37	36		73
keine rezidivierenden Schmerzen	41	46		87
Lebensqualität	63	72	25	135
niedrige Lebensqualität	24	34		58
hohe Lebensqualität	39	38		77

Tabelle 12: Beschreibung der Stichprobe nach Geschlecht, Schmerzart, Lebensqualität

Die Datenerhebung wurde an Grundschulen der Stadt Dosten durchgeführt. 14 von 16 Grundschulen gaben ihre Einwilligung zur Teilnahme an der Teilstudie EXPI_7_L4, die von 10 Doktoranden (Tim Antrop, Behan Zorlu, Sandra Rosenbaum, Hörü Karagöz, Fatma Korkmaz, Volkan Caglan, Majed Dalbah, Denise Rawe, Önder Tokmann, Laura Fahland, Hildegard Lüdecke, Lana Dabeh) von Februar bis Juni 2008 bei 139 Viertklässlern durchgeführt wurde. Die in der vorliegenden Arbeit beschriebene Stichprobe erfasst alle Viertklässler des Gesamtprojektes: 30 Kinder (15 Jungen, 15 Mädchen) der Teilstudie EXPI_1/2_L4, 20 Viertklässler (10 Jungen, 10 Mädchen) der Teilstudie EXPI_5 und 139 Viertklässler der Teilstudie EXPI_7_L4 (65 Jungen, 74 Mädchen). Insgesamt gingen 189 Viertklässler (87 Jungen, 46%, 102 Mädchen, 84%) mit einem Durchschnittsalter von 9,7 Jahren in die Analyse ein. Von den 189 Kindern lagen 163 vollständige Schmerzinterviews vor (22 Kinder nahmen nicht am Interview teil und 4 Kinder machten bei Bewältigungsstrategien von KS keine Angaben). 73 (44,79%) der interviewten Viertklässler gaben rezidivierende Kopf- und oder Bauchschmerzen an. Für 58 (35,58%) dieser Kinder wurde eine geringe und für 77 (47,24%) eine hohe Lebensqualität ermittelt (für 17,18% der Kinder fehlen die Angaben zum KINDL-Fragebogen).

9.2 Beschreibung der untersuchten Interview-Einheiten

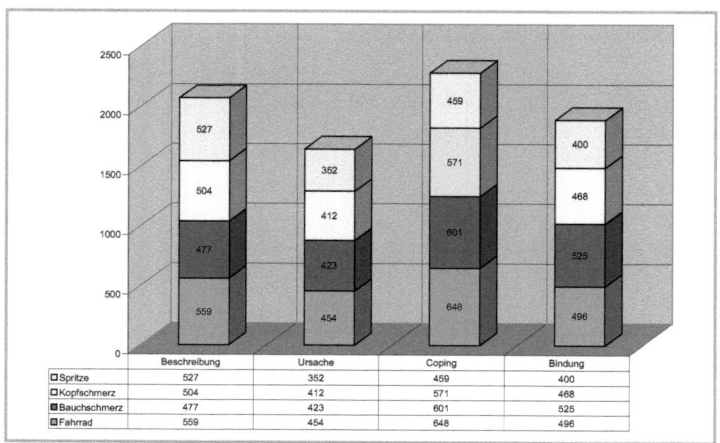

Abbildung 4: Verteilung der analysierten Einheiten aus den Schmerzinterviews mit Viertklässlern

Insgesamt wurden zu allen vier Schmerzsituationen (Fahrradunfall, Bauchschmerzen, Kopfschmerzen und Spritze) und über alle Interviewbereichen (Schmerzbeschreibung, Schmerzursache, Schmerzbewältigung und Bindung in Schmerzsituationen) 7876 Einheiten von 163 Viertklässlern generiert (siehe Abb.5). 28,94% aller Einheiten entfallen auf den Interviewbereich „Schmerzbewältigung", 26,24% der Äußerungen wurden im Interviewbereich „Schmerzbeschreibung" genannt, 23,98% der analysierten Einheiten sind dem Bereich „Bindung" zuzuschreiben und 20,84% entfallen auf den Interviewbereich „Schmerzursachen". Mit 27,39% der Einheiten wurde die Schmerzsituation „Fahrradunfall" beschrieben, 25,72% der Äußerungen entfallen auf die Schmerzsituation „Bauchschmerz", 24,82% auf Kopfschmerzen und 22,07% auf die Schmerzsituation Spritze. Diese Arbeit beschäftigt sich mit den von Viertklässlern generierten Schmerzbewältigungsstrategien bei Kopfschmerzen, die einen Anteil von 25,06% (571 Einheiten) aller in diesem Bereich analysierten Einheiten ausmachen (Fahrrad 28,43%, Bauchschmerz 26,37%, Spritze 20,14%). An dieser Stelle ist darauf hinzuweisen, dass alle Einheiten von unabhängigen Ratern zweitgeratet wurden. Die Analyse der Güte der Ratings wird im Kapitel 9.7 Intercoder-Reliabilitäten berichtet. Im Nachfolgenden werden nun detailliert die Ergebnisse zum Bereich Coping bei Kopfschmerzen vorgestellt.

9.3 Deskriptive Befunde zur Geschlechtsspezifität

Bewältigung durch ...	"Jungen" Häufigkeiten Personen Kategorie N=79			"Jungen" Häufigkeiten der Einheiten 276 Einheiten			"Mädchen" Häufigkeiten Personen Kategorie N=84			"Mädchen" Häufigkeiten der Einheiten 291 Einheiten		
	abs.	%	CI (%)	abs.	%	CI (%)	abs.	%	CI (%)	abs.	%	CI (%)
1. konkrete Aktionen (gezielt schmerzlindernd)	22	27,85	(18,35 - 39,07)	37	13,41	(9,62 - 18,00)	15	17,86	(10,35 - 27,74)	20	6,87	(4,25 - 10,42)
2. Abschirmung, Entspannung, Ausruhen, Schlafen	47	59,49	(47,85 - 70,40)	84	30,43	(25,05 - 36,23)	53	63,10	(51,87 - 73,37)	83	28,52	(23,41 - 34,08)
3. bewußte Handlungsunterlassung, behavioral	5	6,33	(2,09 - 14,15)	6	2,17	(0,80 - 4,65)	8	9,52	(4,20 - 17,91)	14	4,81	(2,65 - 7,94)
4. bewußte Handlungsunterlassung, kognitiv	2	2,53	(0,31 - 8,85)	3	1,09	(0,22 - 3,14)	2	2,38	(0,29 - 8,34)	2	0,69	(0,08 - 2,46)
5. positive Selbstinstruktion	0	0,00	(0,00 - 4,56)	0	0,00	(0,00 - 1,33)	3	3,57	(0,74 - 10,08)	4	1,37	(0,38 - 3,48)
6. Ablenkung, etwas Schönes tun	1	1,27	(0,03 - 6,85)	2	0,72	(0,09 - 2,59)	1	1,19	(0,03 - 6,46)	1	0,34	(0,01 - 1,90)
7. Durchhalten / Weitermachen	1	1,27	(0,03 - 6,85)	1	0,36	(0,01 - 2,00)	4	4,76	(1,31 - 11,75)	4	1,37	(0,38 - 3,48)
8. Emotionsregulation oder Formen der Resignation	0	0,00	(0,00 - 4,56)	0	0,00	(0,00 - 1,33)	1	1,19	(0,03 - 6,46)	1	0,34	(0,01 - 1,90)
9. physikalische Hilfsmittel	39	49,37	(38,71 - 59,64)	56	20,29	(15,71 - 25,52)	36	42,86	(32,11 - 54,12)	48	16,49	(12,42 - 21,27)
10. pharmakologische Maßnahmen	28	35,44	(25,00 - 47,01)	40	14,49	(10,58 - 19,21)	25	29,76	(20,27 - 40,73)	35	12,03	(8,52 - 16,33)
11. Arzt- / Krankenhausbesuch, medizinische Behandlung	4	5,06	(1,40 - 12,46)	4	1,45	(0,40 - 3,67)	8	9,52	(5,02 - 19,37)	14	4,81	(2,65 - 7,94)
12. Vermeidung des Arztbesuches	2	2,53	(0,31 - 8,85)	3	1,09	(0,22 - 3,14)	1	1,19	(0,03 - 6,46)	1	0,34	(0,01 - 1,90)
13. magische Maßnahmen	0	0,00	(0,00 - 4,56)	0	0,00	(0,00 - 1,32)	0	0,00	(0,00 - 4,30)	0	0,00	(0,00 - 1,26)
14. Wunsch nach erlebtem emotionalem/sozialem Beistand	5	6,33	(2,09 - 14,15)	7	2,54	(1,03 - 5,16)	6	7,14	(2,67 - 14,90)	7	2,41	(0,97 - 4,89)
15. Beschreibung von Bewältigungsstrategien anderer	1	1,27	(0,03 - 6,85)	1	0,36	(0,01 - 2,00)	2	2,38	(0,29 - 8,34)	6	2,06	(0,76 - 4,43)
16. Benennung des Erfolges einer Bewältigungsmaßnahme	12	15,19	(8,10 - 25,03)	14	5,07	(2,80 - 8,36)	12	14,29	(7,81 - 23,63)	15	5,15	(2,91 - 8,36)
17. Benennung d. Mißerfolges e. Bewältigungsmaßnahme	2	2,53	(0,31 - 8,85)	2	0,72	(0,09 - 2,59)	6	7,14	(2,67 - 14,90)	8	2,75	(1,19 - 5,34)
18. Vermeidung, durch nicht sehen wollen	0	0,00	(0,00 - 4,56)	0	0,00	(0,00 - 1,33)	1	1,19	(0,03 - 6,46)	1	0,34	(0,01 - 1,90)
19. Prophylaxe-Strategien	0	0,00	(0,00 - 4,56)	0	0,00	(0,00 - 1,33)	1	1,19	(0,03 - 6,46)	1	0,34	(0,01 - 1,90)
20. Hilfe holen	7	8,86	(3,64 - 17,41)	11	3,99	(2,01 - 7,02)	10	11,90	(5,86 - 20,81)	22	7,56	(4,80 - 11,22)
21. Benennung eines spezifischen Medikamentes	1	1,27	(0,03 - 6,85)	2	0,72	(0,09 - 2,59)	2	2,38	(0,29 - 8,34)	2	0,69	(0,08 - 2,46)
22. Kind kennt keine Bewältigungsmöglichkeit	3	3,80	(0,79 - 10,70)	3	1,09	(0,22 - 3,14)	1	1,19	(0,03 - 6,46)	2	0,69	(0,08 - 2,46)
Gesamt	181	226,25		276	100,00		199	227,74		291	100	

181 mal äußern sich 79 Jungen, sie generieren 276 Einheiten / 199 mal äußern sich 84 Mädchen, sie generieren 291 Einheiten
Ø 3,49 Einheiten pro Junge (276/79) / Ø 3,46 Einheiten pro Mädchen (291/84)
Ø 1,53 Einheiten pro genannter Kategorie (276/181) / Ø 1,46 Einheiten pro genannter Kategorie (291/199)
Ø 2,29 Kategorien pro Junge (181/79) / Ø 2,37 Kategorien pro Mädchen (199/84)

Tabelle 13: Absolute und prozentuale „geschlechtsspezifische" Verteilung der genannten Einheiten bei Kopfschmerzen

571 Äußerungen wurden insgesamt von 163 getesteten Kindern zu Copingstrategien bei Kopfschmerzen generiert. 79 Jungen nannten 181 Einheiten zu Bewältigungsstrategien bei Kopfschmerzen und 84 Mädchen machten 201 Äußerungen. Die Ergebnisse der Studie zeigten, dass zwischen Jungen und Mädchen keine nennenswerten Unterschiede in Bezug auf das Copingverhalten bei Kopfschmerzen bestehen. Bei den untersuchten Jungen wurden durchschnittlich 3,52 Einheiten pro Junge gezählt, und jedes der 84 Mädchen generierte im Durchschnitt 3,49 Einheiten. Während Jungen durchschnittlich 1,54 Einheiten innerhalb einer genannten Kategorie äußerten, nannten Mädchen im Durchschnitt 1,46 Einheiten. Die semantische Spannweite, die angibt, wie viele unterschiedliche Kategorien ein Kind verwendet, beträgt für Jungen 2,29 und für Mädchen 2,39 Kategorien. 20 (25,32%) der untersuchten Jungen machten sinnvolle Aussagen (Einheiten), die der Kategorie der konkreten Aktionen zuzuordnen waren. Bei den teilnehmenden Mädchen waren es 17 (20,24%). 39 Jungen (49,37%) nannten physikalische Hilfsmittel wie Körnerkissen oder Pflaster und 28 Jungen (35,44%) pharmakologische Hilfsmittel wie Tabletten oder Salben als Bewältigungsstrategien bei Kopfschmerzen. Bei den Mädchen lag die Häufigkeit bei 44,05% (37 Mädchen) und bei 28,57% (24 Mädchen). Insgesamt machten mehr Mädchen (6,47%) als Jungen (3,87%) Aussagen, die der Subgruppe „emotionsorientierte Copingstrategien" zuzuordnen sind. So nannten sie als Bewältigungsmaßnahme die „positive Selbstinstruktion" (3,57%), das „Weitermachen" (3,57%) und den „Wunsch nach erlebtem emotionalen/sozialen Beistand" (9,52%) häufiger als Jungen (0,00%, 1,27% und

7,59%). Wesentlich häufiger als emotionsorientierte wurden von beiden Geschlechtern problemorientierte Bewältigungsmaßnahmen bei Kopfschmerzen genannt Das Verhältnis von Jungen zu Mädchen bei der Subgruppe der „problemorientierten Copingstrategien" war mit 56,90% zu 52,24% nahezu gleich. Jungen nannten jedoch häufiger „physikalische" (49,37% zu 44,05%) und „pharmakologische Maßnahmen" (35,44% zu 28,57%) und Mädchen „medizinische Behandlungen" (10,71% zu 5,06%). Bei den Bewältigungsstrategien der Subgruppe „Approach" machten die Jungen 54,70% und die Mädchen 52,24% an Äußerungen. Die Subgruppe „Copingstrategien der Vermeidung" zeigte ebenfalls ein ausgewogenes Verhältnis der Geschlechter (4,98% Angaben der Jungen und 5,47% der Mädchen). Die Bewältigungsstrategie, die am häufigsten sowohl von Jungen (59,49%), als auch von Mädchen (66,67%) genannt wurde, waren Maßnahmen wie „sich entspannen und schlafen" (Kategorie 2), Die Kategorie „Bewältigung durch magische Maßnahmen" wurde weder von Jungen, noch Mädchen genannt.

9.4 Deskriptive Befunde zur Rezidivität von Kopfschmerzen

Tabelle 14: Absolute und prozentuale „schmerzspezifische" Verteilung der genannten Einheiten bei Kopfschmerzen

160 Kinder generierten insgesamt 565 Äußerungen zu den Bewältigungsstrategien bei Kopfschmerzen. 87 schmerzunerfahrene Kinder nannten 206 Einheiten und 73 schmerzerfahrene Kinder 170 Einheiten, wobei Kinder ohne rezidivierende Schmerzen durchschnittlich 3,59 Äußerungen und Kinder mit rezidivierenden Schmerzen 3,47 Äußerungen generierten. Während Kinder ohne rezidivierende Schmerzen im Durchschnitt 1,51 Einhei-

ten innerhalb einer genannten Kategorie äußerten, wurden bei Kindern mit rezidivierenden Schmerzen durchschnittlich 1,49 Einheiten gezählt. Die Anzahl der Einheiten pro Kind war bei den Kindern ohne Schmerzen minimal höher als die Anzahl bei den Kindern mit rezidivierenden Schmerzen. So wurden pro Kind ohne Schmerzen durchschnittlich 3,59 Einheiten und pro Kind mit Schmerzen im Durchschnitt 3,47 Einheiten genannt. Die semantische Spannweite ist für Kinder ohne und Kinder mit rezidivierenden Schmerzen mit durchschnittlich 2,35 Kategorien gleich (2,37 Kategorien pro Kind ohne Schmerzen und 2,33 Kategorien pro Kind mit Schmerzen). Nach dem Kriterium der Schmerzrezidivität wurde als häufigste Copingstrategie bei Kopfschmerzen das „Ausruhen, Entspannen und Schlafen" genannt. 66,67% der 87 Kinder ohne Schmerzen und 60,27% der 73 Kinder mit Schmerzen wählten diese Copingstrategie. Auch die Bewältigungsmaßnahme, bei Kopfschmerzen „konkrete Aktionen" zu wählen, wurde von den Kindern ohne und den Kindern mit Schmerzen mit ähnlicher Häufigkeit generiert (24,14% von den schmerzunerfahrenen und 20,55% von den schmerzerfahrenen Kindern). Auffällige Unterschiede zeigen sich bei den Kategorien „physikalische Hilfsmittel" und „pharmakologische Maßnahmen". Hilfsmittel wie Wärmflaschen, Verbände und Pflaster wurden nur von 40,23% der Kinder ohne rezidivierende Schmerzen genannt, aber von 53,42% der Kinder mit Schmerzen. „Pharmakologische Präparate" wie Tabletten, Salben und Tees wurden von den nicht schmerzerfahrenen Kindern mit 39,08% gewählt, jedoch von den schmerzerfahrenen Kindern mit 23,29%. Gerade bei diesen zwei Kategorien war das Ergebnis überraschend, da erwartet wurde, dass Kinder mit rezidivierenden Schmerzen sowohl größere Erfahrungen in physikalischen, als auch „pharmakologischen Maßnahmen" haben als Kinder ohne Schmerzen. Weitere Unterschiede betrafen den Aspekt, dass eine Bewältigungsstrategie erfolgreich war. 20,55% der schmerzerfahrenen Kinder nannten diese Kategorie und nur 12,64% der schmerzunerfahrenen Kinder. Auch bei der Bewältigung durch Hilfeholen lagen die Kinder mit rezidivierenden Schmerzen mit 10,96% über den Kindern ohne Schmerzen (5,75%). Eine größere Diskrepanz war bezogen auf „bewusste Handlungsunterlassung im behavioralen Sinne" zu erkennen. 9,20% der Kinder ohne Schmerzen vermieden bestimmte Verhaltensweisen, aber nur 4,11% der Kinder mit rezidivierenden Schmerzen. Die Kategorie „der magischen Maßnahmen" wurde nicht genannt. Im Hinblick auf die vier Subgruppen zeigte sich, dass die problemorientierten und Approach-Bewältigungsmaßnahmen am häufigsten generiert wurden. 54,69% und 52,43% der Kinder ohne und jeweils 52,35% der Kinder mit Schmerzen äußerten sich zu diesen Kategorien. Bewältigungsstrategien der Vermeidung wurden von den Kindern ohne rezidivierende Schmerzen häufiger genannt als von den Kindern mit rezidivierenden Schmerzen (7,28% im Vergleich zu 2,94%). Emotionsorientierte Bewältigungsmaßnahmen generierten beide Gruppen im Durchschnitt mit 5,4%.

9.5 Deskriptive Befunde zur Lebensqualität

	Bewältigung durch ...	Absolute und prozentuale Verteilung der genannten Einheiten in der Schmerzsituation "Kopfschmerzen" (Mehrfachnennungen möglich)							
		Kinder mit niedriger Lebensqualität				Kinder mit hoher Lebensqualität			
		Häufigkeiten Personen/Kategorie		Häufigkeiten der Einheiten		Häufigkeiten Personen/Kategorie		Häufigkeiten der Einheiten	
		N=58 / N-Verteilung ü. Kat. =139		204 Einheiten		N=77 / N-Verteilung ü. Kat.=165		234 Einheiten	
		abs.	% CI (%)	abs.	% CI (%)	abs.	% CI (%)	abs.	% CI (%)
1.	konkrete Aktionen (gezielt schmerzlindernd)	11	18,97 (9,87 - 31,40)	19	9,31 (5,70 - 14,16)	18	23,38 (14,48 - 34,41)	27	11,54 (7,74 - 16,34)
2.	Abschirmung, Entspannung, Ausruhen, Schlafen	33	56,90 (43,23 - 69,84)	48	23,53 (17,89 - 29,96)	51	66,23 (54,55 - 76,62)	84	35,90 (29,75 - 42,41)
3.	bewußte Handlungsunterlassung, behavioral	5	8,62 (2,86 - 18,98)	11	5,39 (2,72 - 9,44)	4	5,19 (1,43 - 12,77)	1	0,47 (0,47 - 4,32)
4.	bewußte Handlungsunterlassung, kognitiv	0	0,00 (0,00 - 6,16)	0	0,00 (0,00 - 1,79)	3	3,90 (0,81 - 10,97)	4	1,71 (0,47 - 4,32)
5.	positive Selbstinstruktion	1	1,72 (0,04 - 9,24)	1	0,49 (0,01 - 2,70)	1	1,30 (0,03 - 7,02)	2	0,85 (0,10 - 3,05)
6.	Ablenkung, etwas Schönes tun	0	0,00 (0,00 - 6,16)	0	0,00 (0,00 - 1,79)	2	2,60 (0,32 - 9,07)	3	1,28 (0,27 - 3,70)
7.	Durchhalten / Weitermachen	3	5,17 (1,08 - 14,38)	3	1,47 (0,30 - 4,24)	1	1,30 (0,03 - 7,02)	1	0,43 (0,01 - 2,36)
8.	Emotionsregulation oder Formen der Resignation	0	0,00 (0,00 - 6,16)	0	0,00 (0,00 - 1,79)	1	1,30 (0,03 - 7,02)	1	0,43 (0,01 - 2,36)
9.	physikalische Hilfsmittel	26	44,83 (31,74 - 58,46)	34	16,67 (11,83 - 22,50)	31	40,26 (29,23 - 52,06)	44	18,80 (14,0 - 24,41)
10.	pharmakologische Maßnahmen	20	34,48 (22,49 - 48,12)	27	13,24 (8,91 - 18,67)	22	28,57 (18,85 - 40,00)	25	10,68 (7,03 - 15,37)
11.	Arzt-/Krankenhausbesuch, medizinische Behandlung	6	10,34 (3,89 - 21,17)	8	3,92 (1,71 - 7,58)	3	3,90 (0,81 - 10,97)	4	1,71 (0,47 - 4,32)
12.	Vermeidung des Arztbesuches	0	0,00 (0,00 - 6,16)	0	0,00 (0,00 - 1,79)	0	0,00 (0,00 - 4,68)	0	0,00 (0,00 - 1,58)
13.	magische Maßnahmen	0	0,00 (0,00 - 6,16)	0	0,00 (0,00 - 1,79)	0	0,00 (0,00 - 4,68)	0	0,00 (0,00 - 1,58)
14.	Wunsch nach erlebtem emotionalem/sozialem Beistand	2	3,45 (0,42 - 11,91)	3	1,47 (0,30 - 4,24)	7	9,09 (3,73 - 17,84)	9	3,85 (1,77 - 7,18)
15.	Beschreibung von Bewältigungsstrategien anderer	1	1,72 (0,04 - 9,24)	1	0,49 (0,01 - 2,70)	0	0,00 (0,00 - 4,68)	0	0,00 (0,00 - 1,58)
16.	Benennung des Erfolges einer Bewältigungsmaßnahme	11	18,97 (9,87 - 31,40)	14	6,86 (3,80 - 11,25)	10	12,99 (6,41 - 22,58)	11	4,70 (2,37 - 8,26)
17.	Benennung d. Mißerfolges e. Bewältigungsmaßnahme	5	8,62 (2,86 - 18,98)	6	2,94 (1,09 - 6,29)	2	2,60 (0,32 - 9,07)	2	0,85 (0,10 - 3,05)
18.	Vermeidung, durch nicht sehen wollen	1	1,72 (0,04 - 9,24)	1	0,49 (0,01 - 2,70)	0	0,00 (0,00 - 4,68)	0	0,00 (0,00 - 1,58)
19.	Prophylaxe-Strategien	1	1,72 (0,04 - 9,24)	1	0,49 (0,01 - 2,70)	0	0,00 (0,00 - 4,68)	0	0,00 (0,00 - 1,58)
20.	Hilfe holen	9	15,52 (7,35 - 27,42)	22	10,78 (6,86 - 15,87)	7	9,09 (3,73 - 17,84)	10	4,27 (2,07 - 7,72)
21.	Benennung eines spezifischen Medikamentes	1	1,72 (0,04 - 9,24)	1	0,49 (0,01 - 2,70)	1	1,30 (0,03 - 7,02)	2	0,85 (0,10 - 3,05)
22.	Kind kennt keine Bewältigungsmöglichkeit	3	5,17 (1,08 - 14,38)	4	1,96 (0,54 - 4,94)	1	1,30 (0,03 - 7,02)	1	0,43 (0,01 - 2,36)
	Gesamt	139	233,66	204	100,00	165	189,66	234	100
		139 mal äußern sich 58 Kinder, die generierten 204 Einheiten				165 mal äußern sich 77 Kinder, die generierten 234 Einheiten			
		Ø 3,52 Einheiten pro Kind (204/58)				Ø 3,04 Einheiten pro Kind (234/77)			
		Ø 1,45 Einheiten pro genannter Kategorie (204/139)				Ø 1,42 Einheiten pro genannter Kategorie (234/165)			
		Ø 2,40 Kategorien pro Kind (139/58)				Ø 2,14 Kategorien pro Kind (165/77)			

Tabelle 15: *Absolute und prozentuale Verteilung der genannten Einheiten in Abhängigkeit von der Lebensqualität*

Insgesamt wurden von 135 untersuchten Kindern 447 Aussagen zu Bewältigungsmechanismen bei Kopfschmerzen generiert. 58 Kinder mit niedriger Lebensqualität nannten 203 Einheiten, wohingegen 77 Kinder mit hoher Lebensqualität 244 Einheiten generierten. Im Durchschnitt wurden 3,50 Einheiten pro Kind mit niedriger LQ und 3,17 Einheiten pro Kind mit hoher LQ gezählt. 1,45 Einheiten pro Kategorie nannte im Durchschnitt jedes Kind mit niedrigem LQ und 1,47 Einheiten pro Kategorie durchschnittlich jedes Kind mit hoher LQ. 2,41 Kategorien wurden jedem Kind mit niedriger LQ und 2,16 Kategorien jedem Kind mit hoher LQ im Durchschnitt zugeordnet. Die Kategorie 2 („Abschirmung, Entspannung, Ausruhen und Schlafen") wurde zu 58,62% von den Kindern mit niedriger Lebensqualität (LQ) und zu 67,53 % von den Kindern mit hoher LQ am häufigsten generiert. Die problemorientierten und Approach- Copingstrategien wurden am häufigsten genannt. Diese Kategorien nannten jeweils 54,29% der Kinder mit niedriger LQ und 50,60% bzw. 49,40% der Kinder mit hoher LQ.

Bei den Kategorien „konkrete Aktionen" und „physikalische Maßnahmen" war kein Unterschied in Bezug auf die Lebensqualität festzustellen (im Durchschnitt 22,2% und 43,2% bei den Kindern mit niedrigem und hohem LQ). Ein minimaler Unterschied war bei den

Kategorien „pharmakologische Maßnahmen" und „Arzt/Krankenhausbesuch, medizinische Behandlung" zu erkennen: bei Kopfschmerzen generierten 34,48% der Kinder mit niedriger LQ und 27,27% der Kinder mit hoher LQ Bewältigungsstrategien wie Medikamente. 10,34% der Kinder mit niedriger LQ und 3,90% der Kinder mit hoher LQ ließen sich medizinisch behandeln. Die emotionsorientierten Copingstrategien nannten 3,57% der Niedrig-LQ-Gruppe und 7,22% der Hohen-LQ-Gruppe. Vermeidungsstrategien zeigten Kinder mit niedriger und hoher LQ mit durchschnittlich 3,9% ähnlich häufig.

9.6 Überprüfung der abgeleiteten Hypothesen

Zur Überprüfung der abgeleiteten Hypothesen wurden, da es sich um nicht normal verteilte Variablen (Signifikanz im Kolmogorov-Smirnov-Test) handelt, nonparametrische Verfahren angewandt. Dieses waren der Wilcoxon-Test für verbundene Stichproben und der Mann-Whitney-U-Test für zwei unabhängige Stichproben.

9.6.1 Geschlechtspezifität

1. Hypothese: Mädchen nennen mehr Bewältigungsmechanismen bei Kopfschmerzen als Jungen.

Die Studie zeigte, dass das quantitative Verhältnis in Bezug auf genannte Copingstrategien bei Jungen und Mädchen in etwa gleich ist (siehe Tabelle 10). Es wurden durchschnittlich 3,52 Einheiten pro Junge und 3,49 Einheiten pro Mädchen gezählt.

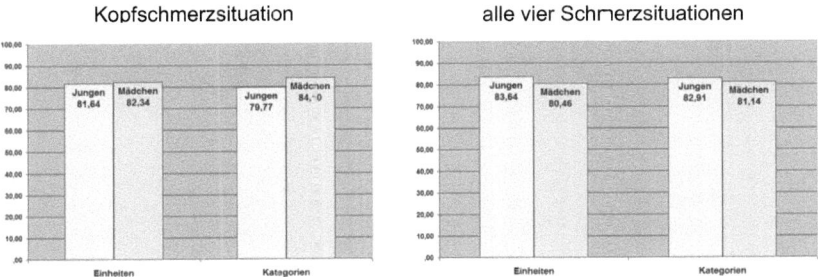

Abbildung 5: *Mittlere Rangsummen der genannten Einheiten und Kategorien in der Kopfschmerzsituation und über alle vier Schmerzsituationen in Abhängigkeit vom Geschlecht*

Es konnte kein signifikanter Unterschied zwischen Jungen und Mädchen nachgewiesen werden. Hypothese 1 wird sowohl bei der Kopfschmerzsituation, als auch über alle vier Situationen aufsummiert, zurückgewiesen (bei Kopfschmerzen: Mann-Whitney-U=3289,5; p=0,46 für Einheiten, U=3141,5; p=0,27 für Kategorien; bei allen Schmerzsituationen: U=3188,5; p=0.33 für Einheiten, U=6550,0; p=0.41 für Kategorien).

2. Hypothese: Mädchen geben häufiger emotionsorientierte Copingstrategien bei Kopfschmerzen an als Jungen.

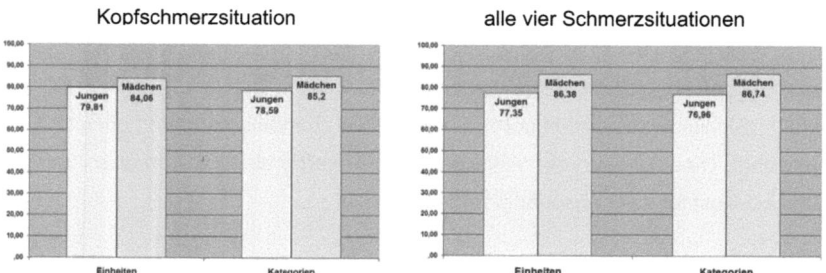

Abbildung 6: Mittlere Rangsummen der genannten emotionsorientierten Copingstrategien (Einheiten- und Kategorienebene) in der Kopfschmerzsituation und über alle vier Schmerzsituationen

Emotionsorientierte Copingstrategien werden von 6,47% der 84 untersuchten Mädchen und von 3,87% der 79 Jungen genannt. Eine statistische Signifikanz zwischen den Geschlechtern ist jedoch nicht zu erkennen. Die 2. Hypothese wird nur für die Kopfschmerzsituation auf Kategorienebene angenommen (bei Kopfschmerzen: Mann-Whitney-U=3145,0; p=0,15 für Einheiten, U=3049,0; p=0,046 für Kategorien; über alle Situationen U=2919,5; p=0,09 für Einheiten, U= 2950,5; p=0,1 für Kategorien).

3. Hypothese: Jungen geben häufiger als Mädchen Vermeidungsstrategien als Bewältigungsmaßnahme bei Kopfschmerzen an.

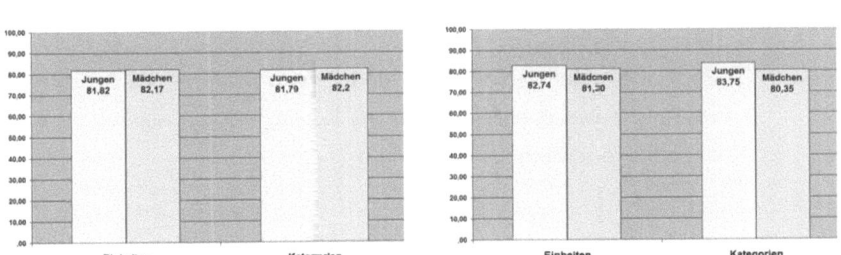

Abbildung 7: *Mittlere Rangsummen der genannten vermeidungsorientierten Copingstrategien (Einheiten- und Kategorienebene) in der Kopfschmerzsituation und über alle vier Schmerzsituationen*

Ein signifikanter Unterschied zwischen Jungen und Mädchen lässt sich in Bezug auf Vermeidungsstrategien bei Kopfschmerzen und über alle vier Schmerzsituationen nicht nachweisen. Die Hypothese wird aus diesem Grund zurückgewiesen (bei Kopfschmerzen: Mann-Whitney-U=3304,0; p=0,46 für Einheiten, U=3301,5; p=0,46 für Kategorien; über alle Situationen: U=3259,5; p=0,42 für Einheiten, U= 3179,5; p=0,31 für Kategorien).

4. Hypothese: Jungen nennen bei Kopfschmerzen häufiger als Mädchen „konkrete Aktionen" als Copingstrategie.

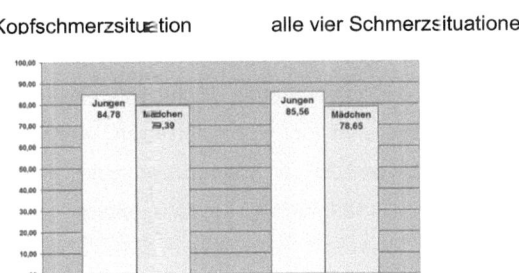

Abbildung 8: *Mittlere Rangsummen der Kategorie 1: „konkrete Aktionen" in der Kopfschmerzsituation und über alle vier Schmerzsituationen*

Die Studie zeigt, dass 25,32% der 79 untersuchten Jungen „konkrete Aktionen" als Bewältigungsmaßnahme wählen, während 20,24% der 84 untersuchten Mädchen diese Kategorie nennen. Dieser Unterschied ist statistisch nicht signifikant (bei Kopfschmerzen: Mann-

Whitney-U=3098,5; p=0,16; über alle Situationen: U=3037,0; p=0,17). Aus diesem Grunde ist die Hypothese 4 abzulehnen.

9.6.2 Schmerzrezidivität

5. Hypothese: Es wurde angenommen, dass Kinder mit rezidivierenden Schmerzen weniger Bewältigungsstrategien bei Kopfschmerzen nennen als Kinder ohne rezidivierende Schmerzen.

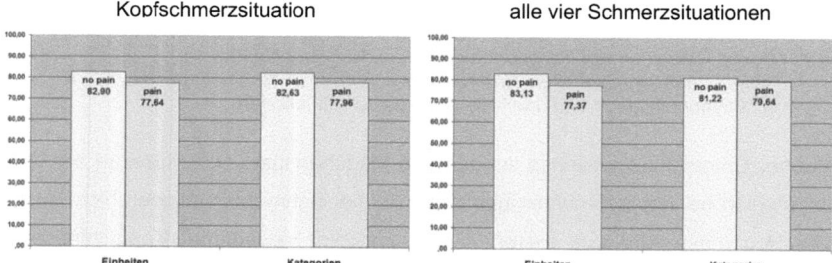

Abbildung 9: *Mittlere Rangsummen der genannten Einheiten und Kategorien in Abhängigkeit von rezidivierenden Schmerzen in der Kopfschmerzsituation und über alle vier Schmerzsituationen*

Aufgrund ihrer Schmerzerfahrungen, so wurde vermutet, wissen schmerzerfahrene Kinder oft, welche Copingstrategie bei ihnen erfolgreich ist und können deshalb sehr konkrete Antworten geben. Nicht schmerzerfahrene Kinder nennen dagegen alle Copingstrategien, die ihnen ansatzweise sinnvoll erscheinen. Ein signifikanter Unterschied zwischen Kindern ohne rezidivierende und Kindern mit rezidivierenden Schmerzen lässt sich nicht nachweisen. Hypothese 5 wird daher abgelehnt (bei Kopfschmerzen: Mann-Whitney-U=2967,0; p=0,23 für Einheiten, U=2990,0; p=0,25 für Kategorien; über alle vier Situationen: U=2947,0; p=0,22 für Einheiten, U=3113,0; p=0,42 für Kategorien).

6. Hypothese: Schmerzerfahrene Kinder wenden häufiger „physikalische Hilfe" als Copingstrategie an als nicht schmerzerfahrene Kinder.

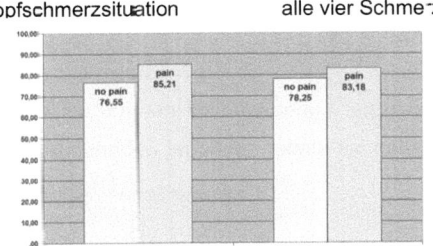

Abbildung 10: Mittlere Rangsummen der Kategorie 9: „physikalische Hilfe" in der Kopfschmerzsituation und über alle vier Schmerzsituationen

Die Hypothese 6 ist abzuweisen, weil der Unterschied zwischen Kindern ohne und Kindern mit Schmerzen bezogen auf die Bewältigungsstrategie „physikalische Hilfe" (Ergebnis der Studie: 40,23% und 53,42%) keine statistische Relevanz erreicht (bei Kopfschmerzen: Mann-Whitney-U=2832,0; p=0,096; über alle Situationen: U=2979,5; p=0,25).

7. Hypothese: Kinder mit rezidivierenden Schmerzen nennen die Copingstrategie „pharmakologische Maßnahmen" häufiger als Kinder ohne rezidivierende Schmerzen.

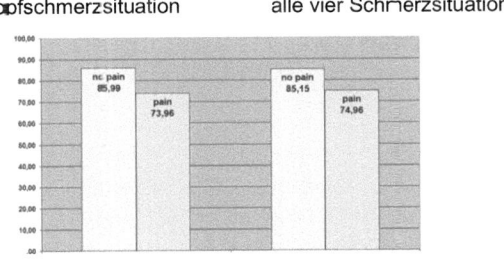

Abbildung 11: Mittlere Rangsummen der Kategorie 10: „pharmakologische Maßnahmen" in der Kopfschmerzsituation und über alle vier Schmerzsituationen

Die Studie ergab, dass schmerzunerfahrene Kinder mit 39,08% „pharmakologische Maßnahmen" als Copingstrategie nennen, während schmerzerfahrene Kinder einen Anteil von 23,29% zeigen. Dieser Unterschied ist über alle vier Schmerzsituationen statistisch nicht signifikant. In der Kopfschmerzsituation lässt sich jedoch eine Signifikanz feststellen, sodass die Hypothese angenommen wird (bei Kopfschmerzen: Mann-Whitney-U=2698,0; p=0,024; über alle Situationen: U=2771,0; p=0,074).

9.6.3 Lebensqualität

8. Hypothese: Kinder mit niedriger Lebensqualität nennen bei Kopfschmerzen mehr Copingstrategien als Kinder mit hoher Lebensqualität.

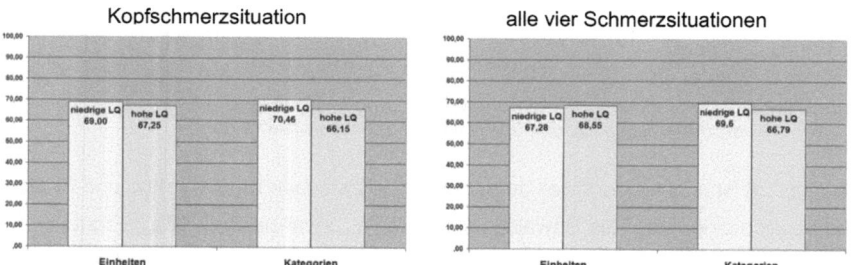

Abbildung 12: *Mittlere Rangsummen der genannten Einheiten und Kategorien in Abhängigkeit von der Lebensqualität in der Kopfschmerzsituation und über alle vier Schmerzsituationen*

Die 58 Kinder mit niedriger Lebensqualität (LQ) generierten 203 Einheiten zu Copingstrategien bei Kopfschmerzen, während die 77 Kinder mit hoher LQ 244 Einheiten nannten. Ein signifikanter Unterschied lässt sich nicht feststellen. Aus diesem Grund wird die Hypothese zurückgewiesen (bei Kopfschmerzen: Mann-Whitney-U=2175,0; p=0,40 für Einheiten, U=2090,5; p=0,25 für Kategorien; über alle Situationen: U=2191,0; p=0,43 für Einheiten, U=2140,0; p=0,34 für Kategorien).

9. Hypothese: Kinder mit niedriger Lebensqualität geben häufiger emotionsorientierte Copingstrategien bei Kopfschmerzen an als Kinder mit hoher Lebensqualität.

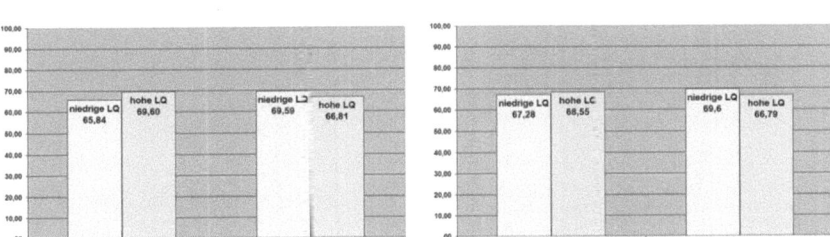

Abbildung 13: *Mittlere Rangsummen der genannten emotionsorientierten Copingstrategien in Abhängigkeit von der Lebensqualität in der Kopfschmerzsituation und über alle vier Schmerzsituationen*

Kinder mit einer niedrigen Lebensqualität nennen 3,57% emotionsorientierte Bewältigungsstrategien, wohingegen Kinder mit hoher Lebensqualität 7,22% generieren. Der Unterschied erreicht jedoch keine statistische Relevanz, sodass die Hypothese abgelehnt wird (bei Kopfschmerzen: Mann-Whitney-U=2109,5; p=0,16 für Einheiten, U=2141,0; p=0,21 für Kategorien; über alle Situationen: U=2151,0; p=0,35 für Einheiten, U=2088,0; p=0,25 für Kategorien).

	Ebenen Einh./Kat.		p-Wert	erwartete Ergebnis	gefundenes Ergebnis
Hyp 1 KS	E	abgelehnt	0,46	Mädchen nennen mehr Bewältigungsmechanismen	Mädchen nennen mehr Bewältigungsmechanismen bei KS, jedoch nicht signifikant
	K	abgelehnt	0,27		
alle S	E	abgelehnt	0,33		
	K	abgelehnt	0,41		
Hyp 2 KS	E	abgelehnt	0,15	Mädchen geben häufiger emotionsorientierte Copingstrategien	Mädchen ein signifikant größeres Repertoire an emotionsorientierten Copingstrategien bei KS
	K	angenommen	0,046		
alle S	E	abgelehnt	0,09		
	K	abgelehnt	0,1		
Hyp 3 KS	E	abgelehnt	0,46	Jungen geben häufiger als Mädchen Vermeidungsstrategien an.	Mädchen geben häufiger als Jungen Vermeidungsstrategien an, jedoch nicht signifikant.
	K	abgelehnt	0,46		
alle S	E	abgelehnt	0,42		
	K	abgelehnt	0,31		
Hyp 4 KS	E	abgelehnt	0,16	Jungen nennen bei KS häufiger als Mädchen „konkrete Aktionen".	Jungen nennen bei KS häufiger „konkrete Aktionen", jedoch nicht signifikant.
alle S	E	abgelehnt	0,17		
Hyp 5 KS	E	abgelehnt	0,23	Kinder mit rezidivierenden Schmerzen benennen weniger Bewältigungsstrategien	Kinder mit rezidivierenden Schmerzen benennen weniger Bewältigungsstrategien, jedoch nicht signifikant.
	K	abgelehnt	0,25		
alle S	E	abgelehnt	0,22		
	K	abgelehnt	0,42		
Hyp 6 KS	E	abgelehnt	0,096	Schmerzerfahrene Kinder wenden häufiger „physikalische Hilfe"	Schmerzerfahrene Kinder wenden häufiger „physikalische Hilfe" an, jedoch nicht signifikant.
alle S	E	abgelehnt	0,25		
Hyp 7 KS	E	angenommen	0,024	Kinder mit rezidivierenden Schmerzen nennen häufiger „pharmakologische Maßnahmen" als Copingstrategie bei KS	nicht schmerzerfahrene Kinder nennen bei KS "pharmakologische Maßnahmen" signifikant häufiger.
alle S	E	abgelehnt	0,074		
Hyp 8 KS	E	abgelehnt	0,4	Kinder mit niedriger Lebensqualität nennen mehr Copingstrategien	Kinder mit niedriger Lebensqualität nennen bei KS mehr Copingstrategien, jedoch nicht signifikant.
	K	abgelehnt	0,25		
alle S	E	abgelehnt	0,43		
	K	abgelehnt	0,34		
Hyp 9 KS	E	abgelehnt	0,16	Kinder mit niedriger LQ geben häufiger emotionsorientierte Copingstrategien an.	Kinder mit hoher LQ geben nicht signifikant häufiger emotionsorientierte Copingstrategien an. Das Repertoire an emotionsorientierten Copingstrategien ist bei Kindern mit niedriger LQ nicht signifikant größer.
	K	abgelehnt	0,21		
alle S	E	abgelehnt	0,35		
	K	abgelehnt	0,25		

Tabelle 16: Zusammenfassung der Hypothesentestung

9.7 Intercoderreliabilitäten

Für diese Studie über alle Viertklässler werden beispielhaft unterschiedliche Möglichkeiten der Intercoderreliabilitäten ermittelt. Dazu werden zur gegenseitigen Kontrolle Berechnungen mit SSPS (Makro: Krippendorff's α) und dem Programm ReCal OIR für 2 Codierer (Reliability Calculator for Ordinal, Interval and Ratiodata; Internetadresse: http://dfreelon.org/utils/recalfront/recal-oir/) für drei unterschiedliche Ebenen vorgenommen:

1. Das Übereinstimmungsmaß für beide Codierer bezogen auf die Anzahl analysierter Einheiten über alle Kategorien pro Kind ergab mithilfe des Krippendorff's Alpha auf Intervallskalenniveau α = 0.086 für 226 Entscheidungen. Dieses Ergebnis spricht für eine bereits hohe Güte der Übereinstimmung zwischen den Codierern auf dieser Analyseebene.
2. Das Maß der Übereinstimmung der beiden Codierer bezüglich der Anzahl genannter Einheiten innerhalb einer bestimmten Kategorie wird in Tabelle 17 für die Übereinstimmungsmaße für Krippendorff's Alpha auf Ordinal-, Intervall- und Rationalskalenniveau einschließlich der Pearson Korrelation dargestellt.

Intercoder-Reliabilitäten für Häufigkeitsangaben in den einzelnen Kategorien						
Ergebnisse für die Daten von 112 Kindern aus den Teilstudien "EXPI_7_L4_EXPI_1_2_L4_EXPI_5_Erstratings_Zweitratings_KS_Bewältigung_Hildegard_Intervallskala_23062010.sav" Dateigröße: 10323 Bytes Anzahl von Spalten je 2, insgesamt 46 Anzahl Variablen: 23 Anzahl Codierer: 2						
Nr.	Kategorien	Krippendorf's Alpha (α)			Pearson Korrelation (r)	N Cases	N Decisions
		Ordinalskala	Intervallskala	Rationalskala			
1.	konkrete Aktionen (gezielt schmerzlindernd)	.773	.697	.781	.716	112	224
2.	Abschirmung, Entspannung, Ausruhen, Schlafen	.931	.922	.934	.925	112	224
3.	bewusste Handlungsunterlassung, behavioral (***)	.738	.450	.696	.714	112	224
4.	bewusste Handlungsunterlassung, kognitiv	.800	.908	.796	.912	112	224
5.	positive Selbstinstruktion	1,000	1,000	1,000	1,000	112	224
6.	Ablenkung, etwas Schönes tun	1,000	1,000	1,000	1,000	112	224
7.	Durchhalten / Weitermachen	0,796	0,796	0,796	0,813	112	224
8.	Emotionsregulation oder Formen der Resignation	1,000	1,000	1,000	1,000	112	224
9.	physikalische Hilfsmittel	0,907	0,906	0,903	0,909	112	224
10.	pharmakologische Maßnahmen	0,910	0,900	0,904	0,908	112	224
11.	Arzt-/ Krankenhausbesuch, medizinische Behandlung	1,000	0,969	0,994	0,973	112	224
12.	Vermeidung des Arztbesuches (*)	nicht definiert	nicht definiert	nicht definiert	nicht definiert	112	224
13.	magische Maßnahmen (*)	nicht definiert	nicht definiert	nicht definiert	nicht definiert	112	224
14.	Wunsch nach erlebtem emotionalem/sozialem Beistand	0,651	0,518	0,642	0,588	112	224
15.	Beschreibung von Bewältigungsstrategien anderer (**)	-0,005	-0,005	-0,005	-0,009	112	224
16.	Benennung des Erfolges einer Bewältigungsmaßnahme	0,848	0,804	0,855	0,806	112	224
17.	Benennung d. Misserfolges e. Bewältigungsmaßnahme	0,809	0,535	0,825	0,601	112	224
18.	Vermeidung, durch nicht sehen wollen (*)	nicht definiert	nicht definiert	nicht definiert	nicht definiert	112	224
19.	Prophylaxe-Strategien (*)	nicht definiert	nicht definiert	nicht definiert	nicht definiert	112	224
20.	Hilfe holen	0,884	0,913	0,871	0,920	112	224
21.	Benennung eines spezifischen Medikamentes	1,000	1,000	1,000	1,000	112	224
22.	Kind kennt keine Bewältigungsmöglichkeit	0,845	0,590	0,853	0,644	112	224
Z.	Äußerungen, die keiner Kategorie zuzuordnen sind (*)	nicht definiert	nicht definiert	nicht definiert	nicht definiert	112	224

(*) Krippendorff's Alpha und der Pearson Korrelationskoeffizient sind wegen invarianter Daten nicht definiert!
(**) der Zweitrater hat die Analyseeinheit eines Kindes dieser Kategorie zugeordnet, sonst keine Eintragung von beiden Codierern
(***) Die unterschiedliche Berechnung der Differenzfunktion für die einzelnen Skalenniveaus bedingt die Diskrepanz der Koeffizienten.

Tabelle 17: Intercoder-Übereinstimmungen für die Zuordnungen der Einheiten zu den Kategorien

3. Das Übereinstimmungsmaß zwischen den beiden Codierern, mit der sie ein Kind einer bestimmten Kategorie zuordnen, zeigt Tabelle 18 (Teil 1 und 2). Die prozentualen Übereinstimmungen der beiden Codierer zu jeder Kategorie liegt bei über 90% liegen. Dies ist auf die Tatsache zurückzuführen, dass die übereinstimmende Nichtverwendung einer Kategorie (beide Codierer geben dann eine 0 an) ebenfalls mit verrechnet wurde. Die Kategorien 12 („Vermeidung des Arztbesuches"), 13 („magische Maßnahmen"), 18 („Benennung des Misserfolges einer Bewältigungsmaßnahme"), 19 („Prophylaxemaßnahmen") und Z („Äußerungen, die keiner Kategorie zuzuordnen sind") wurden von den Viertklässlern nicht genannt. Aus diesem Grund konnten die Intercoder-Übereinstimmungen der Rater für diese Kategorien nicht errechnet werden.

ReCal 0.1 Alpha for 2 Coders (http://dfreelon.org/recal/recal2.php)
results for file
"Kategorien_EXPl_7_L4_EXPl_1_2_L4_EXPl_5_Erstrating_Zweitrating_KS_Bewältigung_Freelon_Reliabilität_Nominalskala_25082011.csv"
File size: 10509 bytes
N columns: 46
N variables: 23
N coders per variable: 2

Nr.	Kategorien	Percent Agreement	Scott's Pi	Cohen's Kappa	Krippendorff's Alpha	N Agreements	N Disagreements	N Cases	N Decisions
1.	konkrete Aktionen (gezielt schmerzlindernd)	93.8%	0.791	0.792	0.792	106	7	113	226
2.	Abschirmung, Entspannung, Ausruhen, Schlafen	97.3%	0.944	0.944	0.944	110	3	113	226
3.	bewußte Handlungsunterlassung, behavioral	98.2%	0.741	0.741	0.742	111	2	113	226
4.	bewußte Handlungsunterlassung, kognitiv	99.1%	0.795	0.796	0.796	112	1	113	226
5.	positive Selbstinstruktion	100%	1	1	1	113	0	113	226
6.	Ablenkung, etwas Schönes tun	100%	1	1	1	113	0	113	226
7.	Durchhalten / Weitermachen	99.1%	0.795	0.796	0.796	112	1	113	226
8.	Emotionsregulation oder Formen der Resignation	100%	1	1	1	113	0	113	226
9.	physikalische Hilfsmittel	95.6%	0.909	0.909	0.909	108	5	113	226
10.	pharmakologische Maßnahmen	96.5%	0.911	0.911	0.911	109	4	113	226
11.	Arzt- / Krankenhausbesuch, medizinische Behandlung	100%	1	1	1	113	0	113	226
12.	Vermeidung des Arztbesuches	100%	undefined*	undefined*	undefined*	113	0	113	226
13.	magische Maßnahmen	99.1%	-0.004	0	0	112	1	113	226
14.	Wunsch nach erlebtem emotionalem/sozialem Beistand	97.3%	0.653	0.653	0.654	110	3	113	226
15.	Beschreibung von Bewältigungsstrategien anderer	98.2%	-0.009	-0.009	-0.004	111	2	113	226
16.	Benennung des Erfolges einer Bewältigungsmaßnahme	96.5%	0.854	0.854	0.855	109	4	113	226
17.	Benennung d. Misserfolges e. Bewältigungsmaßnahme	98.2%	0.824	0.824	0.825	111	2	113	226
18.	Vermeidung, durch nicht sehen wollen	98.2%	-0.009	0	-0.004	111	2	113	226
19.	Prophylaxe-Strategien	99.1%	-0.004	0	0	112	1	113	226
20.	Hilfe holen	97.3%	0.881	0.882	0.882	110	3	113	226
21.	Benennung eines spezifischen Medikamentes	100%	1	1	1	113	0	113	226
22.	Kind kennt keine Bewältigungsmöglichkeit	99.1%	0.853	0.853	0.853	112	1	113	226
Z.	Äußerungen, die keiner Kategorie zuzuordnen sind	100%	undefined*	undefined*	undefined*	113	0	113	226

*Scott's pi, Cohen's kappa, and Krippendorff's Alpha are undefined for this variable due to invariant values.

Tabelle 18: Intercoder-Übereinstimmungen für die Zuordnung der Kinder zu den Kategorien

Im Anschluss an die Reliabilitätsberechnungen wurden Fehlerkorrekturen in den Originalratings in der Form vorgenommen, dass jede Abweichung zwischen den beiden Ratern auf Einzelfallebene geprüft und bewertet wurde (siehe Fehlerübersicht in Tabelle 19). Ein Großteil der Fehler ist auf Regelverstöße zurückzuführen. Das bedeutet, dass ein Rater eine bestehende Regel des komplexen Regelsystems (siehe Anhang) nicht oder fehlerhaft angewendet hat. Weitere Fehler waren Tippfehler in den Raterdateien, die korrigiert wurden. Verbleibende Zweifelsfälle wurden in der Gesamtgruppe der Codierer diskutiert, wurden. Verbleibende Zweifelsfälle wurden in der Gesamtgruppe der Codierer diskutiert, entschieden und in die Beispielsammlung des Kategoriensystems aufgenommen. Zukünftige Rater werden keinen Entscheidungsfreiraum bezüglich dieser Einheiten mehr haben. Nach der Fehlerkorrektur liegen durchweg Intercoderreliabilitäten von 1,0 vor. Im Ergebnisteil werden die korrigierten Daten berichtet.

Tabelle 19 a: Fehleranalyse der Erst- und Zweitratings aller Viertklässler

Tabelle 19 b: Fehleranalyse der Erst- und Zweitratings aller Viertklässler

Im nachstehenden, abschließenden Kapitel erfolgt die Diskussion der Ergebnisse, der verwendeten Methodik und der klinischen Relevanz.

10. Diskussion

10.1 Diskussion der Ergebnisse

Die Ergebnisse dieser Arbeit zeigen, dass die befragten Viertklässler über eine Vielzahl unterschiedlicher Bewältigungsmechanismen verfügen. Nahezu ein Drittel aller analysierten Einheiten (28,94%) entfallen auf den Bereich der Schmerzbewältigung, was den enormen Stellenwert dieses Themas für die Kinder unterstreicht. Innerhalb der Kopfschmerzsituation sind 25,06% der Einheiten dem Bereich Coping zuzuordnen.

Das Kategoriensystem, mit dem es möglich ist, alle spontan generierten Bewältigungsstrategien von Kindern im Alter von 5 bis 15 Jahren erschöpfend zuzuordnen (mittlerweile an mehr als 800 Interviews erprobt), umfasst eine semantische Spannweite von 22 möglichen Antwortkategorien. Die Viertklässler dieser Studie verwendeten im Durchschnitt 2,3 unterschiedliche Kategorien für ihre Antworten.

Während der Studie konnten sich die Kinder gut in die verschiedenen Schmerzsituationen hineinversetzen und äußerten sich stets mit Motivation und der nötigen Ernsthaftigkeit. In der „Kopfschmerzsituation" generierten die Viertklässler die Kategorien „Abschirmung, Entspannung, Ausruhen, Schlafen" mit 30,30% „physikalische Hilfsmittel" mit 18,79% und „pharmakologische Hilfsmittel" mit 12,99% am häufigsten. Innerhalb der Familie sollte den Kindern während der Kopfschmerzattacke genügend Gelegenheit zum Ausruhen, sich Zurückziehen und zum Entspannen gegeben werden. Professionell vermittelte Entspannungsverfahren könnten diesen von Viertklässlern präferierten Bewältigungsstil unterstützen. Der Einsatz physikalischer Hilfsmittel (Körnerkissen, Kühlakku etc.) wird vorzugsweise mit der erstgenannten Methode kombiniert. Die Einnahme eines Medikaments ist aus Sicht der Viertklässler als Copingstrategie bei Kopfschmerzen von großer Bedeutung (Ellert et al., 2007). Eine Studie von Guell (2007) belegte ebenfalls die Dringlichkeit für Kinder, bei Erkrankungen Medikamente einzunehmen, um gesund zu werden oder Symptome zu lindern. Dies ist ein Hinweis darauf, dass die Viertklässler positive Erfahrungen mit dem Einsatz von Medikamenten gemacht haben. Aus der professionellen Perspektive ist der Einsatz von Kopfschmerzmedikamenten wegen der für diese Altersgruppe wissenschaftlich nicht hinreichend nachgewiesenen Wirksamkeit zurückhaltend zu bewerten und im Einzelfall sorgfältig abzuwägen. Auch sollte immer im Blick des Behandlers bleiben, dass weitere Bewältigungsstrategien ebenfalls hilfreich sein können und für die Lerngeschichte des Kindes wichtig sind.

Die Kategorie der „magischen Maßnahmen" (laut Beispieltabelle: „zum lieben Gott beten, Angststein oder Zauberpflaster nehmen") war die einzige Kategorie, die von den untersuchten Viertklässlern gar nicht geäußert wurde. Daraus ist zu schließen, dass Viertklässler keinen direkten Bezug zu magischen Maßnahmen haben, was in der Planung von Schmerzbewältigungsprogrammen berücksichtigt werden sollte.

Die Faktoren, die das kindliche Bewältigungsverhalten beeinflussen, sind vielfältig und nach Petermann (1994) eine Kombination verschiedener Einflussparameter. Dabei dürfen die familiäre Belastung (Schmerzen anderer Familienmitglieder) und die Schmerzerfahrung, die jedes Kind im Vorfeld gemacht hat, nicht außer Acht gelassen werden. In der vorliegenden Arbeit wurde daher untersucht, welchen Einfluss das Geschlecht, die Schmerzrezidivität und die Lebensqualität auf die kindlichen Bewältigungsstrategien bei rezidivierenden Kopfschmerzen haben. Die Schmerzbewältigungsmaßnahmen der Kinder wurden in die Subgruppen „emotionsorientiert" vs. „problemorientiert" und „Vermeidungsstrategien" vs. „approach coping" eingeteilt. Da die von Konik (2010) entwickelte Einteilung der Subgruppen zu starr und zwanghaft erschien, veranlasste Czerwinski (2010) eine Umfrage, in der möglichst alle Rater als Experten nach ihrem eigenen Ermessen die 22 Kategorien in die 4 Subgruppen einteilen sollten. 14 Rater beteiligten sich an der Einteilung, wobei nur die eindeutig zugeteilten Kategorien für die endgültige Zuordnung der Kategorien ausschlaggebend waren. Trotzdem muss kritisch angemerkt werden, dass auch die neuere Version der Kategorienzuteilung subjektiv vorgenommen wurde und dementsprechend bewertet werden muss.

Die Kinder der vorliegenden Stichprobe können aufgrund ihres Alters (9-10 Jahre) der konkret-operationalen Entwicklungsphase nach Piaget eingeteilt werden. In diesem Entwicklungsstadium wählen Kinder noch vorwiegend problemorientierte Bewältigungsmaßnahmen, besonders in durch sie selbst kontrollierbaren Situationen. Emotionsorientierte Copingstrategien werden erst mit zunehmendem Alter häufiger angewandt. Akute Schmerzen jedoch werden auch schon von jüngeren Kindern als eine unkontrollierbare Situation empfunden, in der sie emotionsbezogene Bewältigungsstrategien einsetzen (Mühlig, 1997).

Basierend auf den bisher genannten Erkenntnissen war zu erwarten, dass problemorientierte Bewältigungsmaßnahmen häufiger genannt wurden als emotionsorientierte Copingstrategien, was auch im Hinblick auf alle untersuchter Kriterien (Geschlecht, mit/ohne Schmerzrezidivität, Lebensqualität) zutraf.

Geschlechtsspezifische Unterschiede bezogen auf die Anzahl spontan generierter Bewältigungsstrategien für Kopfschmerzen waren nicht nachzuweisen. Jungen und Mädchen äußerten sich in vergleichbarer Weise, wenn sie zu ihrem Bewältigungsverhalten bei Kopfschmerzen gefragt wurden. Sie nutzten im Durchschnitt 3,5 Einheiten. Mit der Studie von Ball (2004) zu gesundheits- und krankheitsbezogenen Konzepten konnte bestätigt werden, dass keine Unterschiede zwischen den Geschlechtern feststellbar sind. Mädchen zeigten jedoch ein signifikant größeres Repertoire an emotionsorientierten Copingmechanismen in der Kopfschmerzsituation als Jungen. Ein Grund könnte die ausgeprägtere differenzierte Sprachentwicklung der Mädchen im Vergleich zu Jungen im Alter von 9-10 Jahren sein. Die Ergebnisse bestätigen die Studie von Gaffney (1988), die zeigte, dass Mädchen zwischen 5 und 14 Jahren im Vergleich zu Jungen früher zu komplexeren Formulierungen fähig sind. Das Ergebnis unterstreicht auch die Aussage von Hurrelmann (2004), dass Mädchen ein feinfühligeres und kritischeres Beurteilungsvermögen in Bezug auf ihren eigenen körperlichen und psychischen Zustand besitzen als Jungen, die dazu tendieren, die körperlichen und psychischen Signale zu ignorieren. So nannten in der Studie die befragten Mädchen häufiger als die Jungen, dass sie bei Kopfschmerzen zum Arzt gehen. Die Aussage von Tesler et al. (1981), dass Jungen mehr Vermeidungsstrategien nannten als Mädchen, konnte in der durchgeführten Studie jedoch nicht bestätigt werden. Jungen äußerten geringfügig mehr problembezogene Strategien. Weitere Teilstudien des Gesamtprojektes, die die Geschlechtsabhängigkeit des Bewältigungsverhaltens bei Kopfschmerzen in anderen Entwicklungsphasen gezielt untersuchen, werden zu einer differenzierteren Bewertung geschlechtsspezifischer Unterschiede beitragen.

Signifikante, schmerzspezifische Unterschiede lassen sich mit Ausnahme der Copingstrategie „pharmakologische Maßnahmen" weder in Bezug auf die genannten Äußerungen, noch auf das Bewältigungsrepertoire der Viertklässler nachweisen. Bei Kopfschmerzen nannten die schmerzunerfahrenen Kinder signifikant häufiger, dass sie Medikamente zur Schmerzbewältigung einnehmen als schmerzerfahrene Kinder. Eine Erklärung könnte sein, dass Kinder die Bewältigungsmechanismen bei Kopfschmerzen von

Erwachsenen übernehmen. Unter diesem Aspekt ist die Bereitschaft in der Familie des Kindes zu berücksichtigen, in verschiedenen Schmerzsituationen auf pharmakologische Maßnahmen zurückzugreifen. Kinder ohne rezidivierende Schmerzen haben aufgrund mangelnder realer Schmerzerfahrungen keine theoretische Vorstellung, wie sie sich bei Schmerzen verhalten sollen. Für sie bestand in der Vergangenheit nicht die Notwendigkeit, verschiedene Bewältigungsmechanismen bei Schmerzen auf ihre Wirksamkeit zu überprüfen. Auch die Tatsache, dass für Medikamente in den Medien geworben wird, könnte ebenfalls eine häufigere Nennung der pharmakologischen Maßnahmen als Schmerzbewältigung zur Folge haben. Weitere Ergebnisse der durchgeführten Studie in Bezug auf das kindliche Bewältigungsverhalten bestätigen die Aussagen der Literatur. Demnach nennen Kinder in der konkret-operationalen Phase vermehrt problemorientierte Copingstrategien. Emotionsorientierte Bewältigungsmaßnahmen wie z. B. „Trost bei den Eltern suchen" vermeiden die Kinder, stattdessen nennen sie in erster Linie kausal wirkende Copingmechanismen (Petermann, Kusch, Bode, 1988). Diese Aussage liefert auch die Erklärung dafür, dass Kinder mit und ohne rezidivierende Schmerzen deutlich häufiger die Strategien des Approach als die Bewältigungsmaßnahmen der Vermeidung nennen. In Bezug auf die Vermeidungsstrategien machten die Kinder ohne rezidivierende Schmerzen prozentual mehr Aussagen. Die fehlende Krankheitserfahrung der Kinder könnte der entscheidende Grund sein, dass sie nicht mithilfe von Approach-Copingstrategien den Schmerzen entgegentreten. Für das gezielte Einsetzen von Therapiemaßnahmen könnten diese Hinweise eine große Rolle spielen.

Die Untersuchung der Lebensqualität innerhalb der Studie zeigte, dass Kinder mit einer niedrigen Lebensqualität ein minimal größeres Spektrum an Copingstrategien zur Schmerzbewältigung zeigten als Kinder mit hoher Lebensqualität, allerdings nicht mit signifikanter Relevanz. Kinder mit niedriger Lebensqualität empfinden durch ihre Lebenssituation und zusätzlich durch ihre Schmerzen einen hohen Leidensdruck. Als Folge eignen sie sich ein entsprechend großes Repertoire an Copingstrategien an. In Bezug auf die Subgruppe Vermeidungsstrategien machten die Kinder mit niedriger Lebensqualität weniger Aussagen als die Kinder mit hoher Lebensqualität. Das Ergebnis ist mit Einschränkung zu beurteilen, da als Vermeidungsstrategien von den Kindern mit niedriger und hoher LQ lediglich die bewussten Handlungsunterlassungen (behavioral und kognitiv) genannt wurden. In der Literatur werden Vermeidungsstrategien jedoch als unzureichend für die Bewältigung des Schmerzes betrachtet (Snyder, Pulver, 2001). Es ist davon auszugehen, dass Faktoren wie die familiäre Situation, der Sozialstatus, die Persönlichkeit und eine gesunde Lebensweise ebenfalls einen großen Einfluss auf die Lebensqualität und das Bewältigungsverhalten von Kindern haben und Schwerpunkt zukünftiger Studien sein könnten.

Früher war es in der medizinischen Praxis üblich, dass über die Erkrankung eines Kindes nicht unmittelbar das Kind, sondern die Eltern aufgeklärt wurden und den Eltern überlassen wurde, wie oder inwieweit sie die erhaltenen Informationen weitergaben (Hecker, 1999). Schon Alderson (1993) kritisierte, dass die Annahme der Eltern, Informationen zur Krankheit des Kindes von dem Kind fernzuhalten, und der Wunsch des Kindes, Entscheidungen mitzubestimmen, nicht übereinstimmten. Die Tendenz geht aber immer mehr dahin, das Kind in angemessener Weise über seine Krankheit zu informieren (Rushfort, 1999). Hierbei ist zu berücksichtigen, dass das Aufklärungsgespräch in erster Linie im Hinblick auf den emotionalen und kognitiven Entwicklungsstand auszurichten ist und nicht ausschließlich abhängig vom tatsächlichen Alter des Kindes sein sollte (Hecker, 1999). Die altersspezifische Kompetenz, bestimmte Copingstrategien anzuwenden, sollte als Grundlage für kindgerechte Aufklärungsverfahren dienen. Um diese zu entwickeln, sind die Kenntnisse über das kindliche Bewältigungsverhalten, mit denen sich die vorliegende Arbeit und die zugrunde liegende Studie befasst, sehr hilfreich. Für die Zukunft wäre eine Informationsvermittlung wünschenswert, die der kognitiven Entwicklung des Kindes entspricht, damit es sein Wissen an seine bisherigen Schmerzkonzepte anpassen kann.

Bei der genauen Überprüfung der medikamentösen Therapie und Prophylaxe der Migräne war festzustellen, dass wenige aussagekräftige und sinnvolle Studien zur Migränemedikation im Kindesalter existieren. Oft wurde eine nicht repräsentative, zu kleine Anzahl an Kindern untersucht, um konkrete Rückschlüsse aus den Ergebnissen auf die zuverlässige Wirksamkeit der Medikamente ziehen zu können. Wünschenswert wären für die Zukunft größer angelegte, fundierte, internationale Studien. Die Tatsache, eine große Anzahl an Probanden zu finden, stellt sich jedoch als Problem dar, weil viele Eltern nicht bereit sind, ihre Kinder für klinische Studien zur Verfügung zu stellen.

Die großen Unterschiede in der Migräne-Prophylaxe in den USA und in Deutschland stellen die Medikamente Flunarizir und Propranolol dar. Wohingegen der Calcium-Antagonist Flunarizin aufgrund seiner guten Wirkung und Verträglichkeit in Deutschland zugelassen und sich als Mittel der ersten Wahl in der Migränetherapie etabliert hat, ist es in den USA nicht erhältlich und aufgrund seiner auf Studien basierenden, widersprüchlichen und vermeintlich unzuverlässigen Wirksamkeit nicht empfohlen. Desweiteren wird der Betablocker Propranolol in Deutschland häufig als Prophylaxepräparat bei der Migräne-Behandlung sowohl im Kindes-, als auch Erwachsenenalter eingesetzt. Er ist gut wirksam und sehr verträglich. In den USA wird Propranolol weder in der Migräneprophylaxe eingesetzt, noch empfohlen, da es in amerikanischen Studien entgegengesetzte Resultate in Bezug auf seine Wirksamkeit zeigte. Eine universale, internationale Gültigkeit der zugelassenen und empfohlenen Medikamente wäre nicht nur in der Therapie und Prophylaxe bei kindlichen Kopfschmerzen erstrebenswert.

Die Untersuchung der Therapieempfehlungen in Deutschland und den USA warf die Frage auf, warum auf dieselben Studien verwiesen wurde, aber unterschiedliche Konsequenzen im Hinblick auf die empfohlenen Therapieformen gezogen wurden. Es zeigte sich, dass klinische Studien bei Kindern oft Jahrzehnte zurückliegen und vornehmlich im Ausland durchgeführt wurden.

Nachvollziehbar war ebenfalls nicht, dass das Triptan Almotriptan in der Dosis 12,5 mg als dritte Wahl in der Migräneakutmedikation empfohlen wird, obwohl die geringere 6,25 mg-Dosis in der Studie von Linder et al. (2006) ähnliche Ergebnisse lieferte (71,8% bei 6,25 mg Kopfschmerzreduktion versus 72,9% bei 12,5 mg). Die Literatur erwies sich in einigen Studien als fehlerhaft, da unterschiedliche Probandenzahlen in verschiedenen Literaturquellen angegeben wurden. So wurde die Studie von Winner et al (2000) nach dem Official Journal of the American Academy of Pediatrics mit 653 Jugendlichen und nach dem Report of the American Academy of Neurology mit 510 Jugendlichen durchgeführt. Auffällig war ferner die teilweise große Altersspanne der Kinder bzw. Jugendlichen, die an den Studien teilnahmen. So wurden Ibuprofen und Paracetamol Kindern im Alter von 4-16 Jahren (Studie Hämäläinen) verabreicht. Ferner ist nicht ersichtlich, wie die konkrete Verteilung der Altersstufen der an den Studien teilnehmenden Kinder ist. Zwar erfolgen die Dosierungsempfehlungen gewichtsbezogen in mg pro kg Körpergewicht, dennoch ist anzunehmen, dass der Organismus eines vierjährigen Kindes eine andere Dosierung eines Medikaments benötigt, um eine Wirksamkeit zu erzielen als vergleichsweise ein sechzehnjähriger Heranwachsender, dessen Stoffwechselaktivität eher dem eines Erwachsenen entsprechen dürfte. Unter diesem Gesichtspunkt wundert es, dass für die empfohlenen medikamentösen Dosen so genaue Angaben gemacht werden. In diesem Zusammenhang ist es auch grundsätzlich kritisch zu bewerten, wenn aus oft sehr kleinen Stichproben mit relativ großen Alters- und Reifungsunterschieden überhaupt Stoffempfehlungen resultieren. Unter diesem Aspekt ist schwer vorzustellen, dass die Ergebnisse der Studien einen aussagekräftigen und repräsentativen Charakter besitzen können und zeigt die Problematik und die Grenzen wissenschaftlicher Studien im Kindes- und Jugendalter.

10.2 Diskussion der Methodik

Im folgenden Kapitel werden die unterschiedlichen Aspekte der methodischen Vorgehensweise kritisch beleuchtet und das eingesetzte Testverfahren, die Durchführung und die Datenauswertung diskutiert. Da zur Erfassung des Schmerzerlebens bei Kindern valide und reliable Messinstrumente fehlen (Burbach & Petersen, 1986), wurde das Essener Schmerzinterview und ein detailliertes Kategoriensystem entwickelt, um das Bewältigungsverhalten im Kindesalter adäquat zu erfassen. Die verbalen Selbstberichte, die durch das Schmerzinterview angeregt werden, sind eine zuverlässige Methode, um das kindliche Bewältigungsverhalten zu erfassen, insbesondere dann, wenn dieses Verhalten nicht direkt beobachtet werden kann (Lazarus, Averill & Opton, 1974). Grundsätzlich ist aber zu berücksichtigen, dass es sich bei verbalen Aussagen um Verhaltensäußerungen handelt, die nicht immer den inneren Erlebniszustand widerspiegeln (Ross & Ross, 1988). Andererseits besteht der große Vorteil des Schmerzinterviews darin, dass subjektive Aussagen sehr genau wiedergeben, wie stark und auf welche Weise die Schmerzen von den Kindern erlebt werden (Jacox, 1980). Ferner ermöglichen die offenen Fragen den Kindern, die Bewältigungsstrategien frei zu beschreiben. Im Laufe des Schmerzinterviews hat der Versuchsleiter die Möglichkeit, individuell und flexibel auf die befragten Kinder einzugehen. Mit dem Einsatz von Bildern zur Symbolisierung unterschiedlicher Schmerzsituationen wurden die Kinder motiviert, sich zu äußern. Die positive Wirkung dieser Kommunikationsmethode konnte in der Literatur belegt werden. Außerdem wurde auf diese Weise sichergestellt, dass die Kinder das Thema verstanden hatten.
Zur Vorbereitung auf die zu führenden Interviews wurden alle Versuchsleiter von Frau Dr. Ostkirchen in der Weise geschult, so dass der Ablauf der Interviews stets gleich verlief. Die Interviews wurden in Räumen, die von den teilnehmenden Grundschulen zur Verfügung gestellt wurden, durchgeführt. Aus diesem Grund ließ es sich nicht verhindern, dass die Kinder durch Lärm oder eventuelle Ablenkungen in ihrer Aufmerksamkeit gestört wur-

den. Außerdem bestand die Möglichkeit, dass sich die Kinder in Bezug auf ihre Aussagen vom Geschlecht des Versuchsleiters beeinflussen ließen. Mithilfe des zur Auswertung entwickelten Kategoriensystems „CAT_SYS_PED_PAIN" konnten die kindlichen Aussagen erschöpfend erfasst und zugeordnet werden. Dennoch beruhte die Auswertung auf dem subjektiven Empfinden der Erst- und Zweitrater. Die errechneten Intercoderreliabilitäten zeigen jedoch, dass eine hohe prozentuale Übereinstimmung der Einschätzungsergebnisse (über 90% für jede Kategorie) beider Rater erzielt wurde. Die Fehleranalyse führte zur kontinuierlichen Verbesserung des Kategoriensystems. Für weitere Teilstudien des Gesamtprojekts wäre eine Erweiterung des Kategoriensystems mit genannten Beispielen wünschenswert, um ein möglichst übereinstimmendes Rating zu erzielen.

10.3 Diskussion der klinischen Relevanz

Die Ergebnisse der Teilstudie haben einen hohen Stellenwert für den pädiatrischen Praxisalltag. Von den Kindern erlernte Copingstrategien können erfragt und Bestandteil jedes Anamnesegesprächs werden. So könnten Entwicklungsdefizite erkannt und durch entsprechende Maßnahmen abgeschwächt oder beseitigt werden. Kinder mit rezidivierenden Schmerzen haben ein Recht auf Mitbestimmung und Informationen (Rushforth, 1999). Schon Alderson (1993) stellte fest, dass die Annahme der Eltern, Informationen über die Krankheit des Kindes von ihm fernzuhalten, nicht mit dem Wunsch des Kindes übereinstimmt, an Entscheidungen teilzuhaben. Im klinischen Alltag sollten Kinder bei der Wahl bestimmter Therapien oder Behandlungsmethoden Mitspracherecht haben. Denn die Kooperation und die Aufmerksamkeit der Kinder haben einen positiven Einfluss auf die Compliance während einer späteren Behandlung.

11. Zusammenfassung

Gegenstand der vorliegenden Arbeit ist die Frage, welches Bewältigungsverhalten Viertklässler bei rezidivierenden Kopfschmerzen in Abhängigkeit vom Geschlecht, der Schmerzrezidivität und der Lebensqualität zeigen. Bisherige Studien zu kindlichen Bewältigungsstrategien stützen sich fast ausschließlich auf Fragebögen, deren Items aus dem Erwachsenenbereich adaptiert wurden. Der hier vorgestellte Ansatz nimmt die kindliche Perspektive ein und erfasst die von Viertklässlern spontan generierten, subjektiven Copingstrategien.

163 Viertklässler im Alter von 9 bis 10 Jahren wurden mit Hilfe des Essener Kinder-Schmerzinterviews zu vier verschiedenen Schmerzsituationen befragt. Grundlage für die vorliegende Analyse sind 571 von insgesamt 7876 kindlichen Äußerungen zum Bereich Kopfschmerzbewältigung. Die statistische Analyse der Daten zeigt keine signifikanten, geschlechtsspezifischen Unterschiede weder in Bezug auf die Anzahl generierter Äußerungen, noch auf die Verwendung emotionsorientierter Copingstrategien. Basiert die weitverbreitete Meinung, dass es große Unterschiede zwischen Jungen und Mädchen gibt, auf Vorurteilen? Entgegen der formulierten Erwartung sind die Faktoren „Schmerzrezidivität" und „Lebensqualität" für die hier untersuchte Altersgruppe ebenfalls nicht statistisch relevant. Die Ergebnisse der vorliegenden Studie verdeutlichen, dass Kinder bereits im konkret-operationalen Entwicklungsstadium über ein großes Repertoire an effektiven Copingstrategien bei Kopfschmerzen verfügen. Diese Erkenntnis sollte – auch auf dem Hintergrund des Artikels 12 der UN-Kinderrechtskommission, der das Recht auf Mitbestimmung und Information über die eigene Person beinhaltet - in der pädiatrischen Praxis Beachtung finden. Kinder sind in den diagnostischen Prozess stärker mit einzubeziehen, die Aufklärung über ihre Erkrankung ist kindgerecht zu gestalten, um ihre Bedürfnisse sind im Behandlungsverlauf stärker zu integrieren. Ansprechpartner für das medizinische Personal sollten die Kinder selbst und ihre Eltern in gleichem Maße sein.

In Bezug auf die medikamentöse Therapie bei kindlichen Kopfschmerzen, die als Copingstrategie mit in die Untersuchung der Viertklässler eingegangen ist, zeigte sich ein Mangel an aussagekräftigen klinischen Studien in dieser Altersgruppe. Die alleinige medikamentöse Behandlung der Kopfschmerzen von Viertklässlern ist demzufolge kritisch zu bewerten und nur innerhalb eines multidisziplinären, multimodalen Therapiekonzeptes einzelfallorientiert und auch in Abhängigkeit von der alltäglichen subjektiven Beeinträchtigung des Kindes durch die Kopfschmerzen zu beurteilen.

12. Literaturverzeichnis

1. Abu-Arafeh, I. (2001): chronic tension-type headache in children and adolescents. Cephalalgia, 21, 830-6.
2. Ahonen, K., Hämäläinen, M., Eerola, M., Hoppu, K. (2006): A randomized trial of rizatriptan in migraine attacks in children. Neurology, 67, 1135-1140.
3. Alderson, P. (1993): The children's consent to surgery. Buckingham: Open University Express.
4. Antonowsky, A. (1979): Health, Stress and Coping, San Francisco: Jossey Bass.
5. Anttila,P., Metsähonkala, L., Sillanpää, M. (2006): Long-term trends in the incidence of headache in Finnish schoolchildren. Pediatrics, 117, 1197-201.
6. Apostol, G., Cady, R., Laforet, G., Robieson, W., Olson, E., Abi-Saab, W., Saltarelli, M.(2008): Divalproex extended- release in adolescent migraine prophylaxis: results of a randomized , double-blind, placebo-controlled study. Headache, 48, 1012-1025.
7. Aromaa, M., Sillanpää, M., Aro, H. (2000): A population-based follow-up study of headache from age 7 to 22 years. J Headache Pain, 1, 11 – 15.
8. Ball, J. (2004): Untersuchung und Erfassung von kindlichen Krankheitskonzepten im Grundschulalter. Dissertation zur Erlangung des Doktorgrades der Naturwissenschaften im Fachbereich Psychologie. Universität Marburg/Lahn.
9. Bennett-Branson, S., Craig, K. (1993): Postoperative pain in children: Developmental and familiy influences on spontaneous coping strategies. Can J Behav Sci, 25, 355-383.
10. Bille, B. (1962): Migraine in schoolchildren. A study of the incidence and short-term prognosis, and a clinical pschological and encephalographic comparison between children with migraine and marche controls. Acta Paediatr, 51, 1-151.
11. Boccia G, Del Giudice E, Crisanti AF, Strisciuglio C, Romano A, Staiano A. (2006): Functional gastrointestinal disorders in migrainous children: efficacy of flunarizine. Cephalalgia, 26, 1214-1219.
12. Branson, S., Craig, K. (1988): Children's spontaneous strategies for coping with pain: A review of literature. Can J Behav Sci, 11, 402-412.
13. Bruijn, J., Arts, W., Duivenvoorden, H., Dijkstra, N., Raat, H., Passchier, J. (2009): Quality of life in children with primary headache in a general hospital. Cephalagia, 29, 624-630.

14. Burbach, D., Petersen, L. (1986): Children's concepts of physical illness: A review and critique oft the cognitive- developmental literature. Health Psychology, 5, 307-325.
15. Craig, K.; Grunau, R.; Branson, S. (1988): Age-related aspects of pain: Pain in children. In: Dubner, R., Gebhart, G., Bond, M. (Eds.): Pain research and clinical management. S.317-328. Amsterdam: Elsevier.
16. Craig. A. (2003): Pain mechanisms: labelled lines versus convergence in central processing. Annu. Rev. Neurosci. 26, 1-30.
17. Damen, L., Bruijn, J., Verhagen, A., Berger, M., Passchier, J., Koes, B. (2006): Prophylactic treatment of migraine in children. Part 1 and 2. A systematic review of pharmacological trials. Cephalalgia, 26, 373-383, 497-505.
18. Denecke & Kröner-Herwig (2000): Kopfschmerz-Therapie mit Kindern und Jugendlichen. Göttingen: Hogrefe Verlag; S.9-24.
19. Diener, H.-C. (2002): Migräne; 2. Ed. Stuttgart, New York: Georg Thieme Verlag; S. 52-53.
20. Diener, H.-C. (2003): Kopfschmerzen, Stuttgart, New York: Georg Thieme Verlag.
21. Diener, H.-C. (3/2008): Kopfschmerz-News. Aktuelle Literatur zur Pathophysiologie und Behandlung von Kopfschmerzen. Essen: Universitätsklinik für Neurologie.
22. Eccleston, C. (1995): Chronic Pain and Distraction: An Experimental Investigation into the Role of Sustaines and Shifting Attention in the Processing of Chronic Persistent Pain. Behav Res Ther, 33, 391 – 405.
23. Ellert, U., Neuhauser, H., Roth-Isigkeit, A. (2007): Schmerzen bei Kindern und Jugendlichen in Deutschland: Prävalenz und Inanspruchnahme medizinischer Leistungen. Ergebnisse des Kinder- und Jugendgesundheitssurveys (KiGGS). Bundesgesundheitsbl – Gesundheitsforsch – Gesundheitsschutz 50 5/6, 711 – 717.
24. Evers, S., Göbel, H. (2003): Kopfschmerzklassifikation der International Headache Society: Die Internationale Klassifikation von Kopfschmerzerkrankungen, 2. Auflage. Nervenheilkunde, 22, 531 – 670.
25. Evers, S., Rahmann, A., Kraemer, C., Kurlemann, G., Debus, O., Husstedt, I., Frese, A. (2006): Treatment of childhood migraine attacks with oral zolmitriptan and iburofen. Neurology, 67, 497-499.
26. Evers, S. (2007): Controlled trials in pediatric migraine: crossover versus parallel group. Curr Pain Headache Rep, 11, 241-244.

27. Evers, S., Kropp, S., Pothmann, R., Heinen, F., Ebinger, F. (2010): Therapie idiopathischer Kopfschmerzen im Kindes- und Jugendalter. DMKG, Online-Publikation; www.dmkg.de/
28. Fendrich, K., Vennemann, M., Pfaffenrath, V. et al (2007): Headache prevalence among adolescents- the German DMKG headache study. Cephalalgia, 27, 347-354.
29. Freelon, D.G. (2009): Worked Examples for Nominal Intercoder Reliability Online-Publikation: http://dfreelon.org/recal/recal-worked-examples.pdf
30. Frese, A. Evers, S. (2002): Epidemiologie kindlicher Kopfschmerzen. Nervenheilkunde, 6, 285 – 289.
31. Folkman, S., Moskowitz, J. (2004): Coping: Pitfalls and promises. Annu. Rev. Psychol., 55, 745-774.
32. Gaffney, A. (1988): How children descripe pain: a study of words used by 5-14 years olds. In: Dubner, R., Gebhart, G., Bond, M. (Ed.): Proceedings of the Vth. World Congress on Pain (vol. 3): Pain Research and Clinica Management. S.341-347. Amsterdam: Elsevier.
33. Gaffney, A., Dunne, E. (1986): Developmental aspects of children´s definitions of pain. Pain, 26, 105-117.
34. Gaßmann, J., Vath, N., van Gessel, H., Kröner-Herwig, B. (2009): Risk Factors for Headache in Children. Deutsches Ärzteblatt Int. 106 (31-32), 509-516.
35. Gilbert, M. (1995): Coping with pediatric migraine: dfferences between copers and non-copers. Child. Adolesc. Soc Work. J. 12, 275-287
36. Gillies, D., Sills, M., Forsythe, I. (1986): Pizotifen in childhood migraine. Eur. Neurology, 25, 32-35.
37. Guell, C. (2007): Painful childhood: Children living with juvenile arthritis. Qual. Health. Res., 17, 884-892.
38. Hämäläinen, M., Hoppu, K., Valkeila, E, Santavuori, P. (1997): Ibuprofen or acetaminophen for the acute treatment of migraine in children. Neurology, 48, 103-107.
39. Hämäläinen, M., Santavuori, P., Hoppu, K. (1997): Sumatriptan for migraine attacks in children: a randomized, placebo-controlled study. Do children with migraine respond to oral sumatriptan differently than adults? Neurology, 48, 1100-1103.
40. Hämäläinen, M., Hoppu K., Santavuori, P. (1997): Oral dihydroergotamine for therapy-resistant migraine attacks in children. Pediatr Neurol, 16, 114-117.

41. Hechler, T., Kosfelder, J., Denecke, H., Dobe, M., Hübner, B., Martin, A., Menke, A., Schroeder, S., Marbach, S., Zernikow, B. (2008): Schmerzbezogene Copingstrategien von Kindern und Jugendlichen mit chronischen Schmerzen. Der Schmerz, 2008, 4, 1-15.
42. Hecker, C. (1999): Aufklärung von Kindern über ihre Erkrankung und Operationen. Pädiatrische Praxis, 56, 5-10.
43. Hermann, C., Hohmeister, J., Zohsel, K. et al. (2008): The assessment of pain coping and pain-related cognitions in children and adolescents: current methods and further development. J Pain, in press.
44. Hershey, A., Powers, S., Bentti, A, de Grauw, T. (2000): Effectiveness of amitriptyline in the prophylactic management of childhood headaches. Headache, 40, 539-549.
45. Hershey, A., Powers, S., LeCates, S., Bentti, A. (2001): Effectiveness of nasal sumatriptan in 5- to 12-year-old children. Headache, 41, 693-697.
46. Hershey, A., Powers, S., Vockell, A., LeCates, S., Ellinor. P., Segers, A., Burdine, D., Manning, P., Kabbouche, M. (2007): Coenzyme Q10 deficiency and response to supplementation in pediatric and adolescent migraine. Headache, 47: 73-80.
47. Hershey, A. (2010): Current approaches to the diagnosis and management of paediatric migraine, Lancet Neurol, 9, 190-204.
48. Holroyd, K., Andrasik, F. (1982): Cognitive-behavioral approach to recurrent tension and migraine headache. In: Kendall, P.C., ed. Advances in cognitive-behavioral research and therapy. S. 275-320. New York: Academic Press.
49. Hurrelmann, K. (2004): Lehrbuch Prävention und Gesundheitsförderung. Bern: Huber Verlag.
50. IHS-Klassifikation ICHD-II. Online-Publikation; http://ihs-classification.org/de
51. Jacox, A. (1980): The assessment of pain. In: Smith, W., Merskey, H. & Gross, S. (Eds.): Pain: Meaning and management. S. 75-88. New York: SP Medical & Scientific Books.
52. Kamberg, Jennifer (2008): Copingstrategien von Zweitklässlern mit rezidivierenden Schmerzerfahrungen. Diplomarbeit im Fach Entwicklungspsychologie, Universität Bielefeld.
53. Konik, A. M. (2010): Copingstrategien aus der Sicht rheumakranker Kinder. Dissertation im Fachbereich Neurologie, Universität Duisburg-Essen..

54. Kusch, M., Bode, U. (1994): Vorbereitung auf schmerzhafte Prozeduren: Physiologische Grundlagen. In: F. Petermann, S. Wiedebusch, & T. Kroll: Schmerz im Kindesalter. S. 223-248. Göttingen: Hogrefe Verlag.
55. Kröner-Herwig, B., Morris, L., Heinrich, M. (2008) Biopsychosocial Correlates of Headache: What Predicts Pediatric Headache Occurrence? Headache, 48(4), 529-544.
56. Lakshmi, C., Singhi, P., Malhi, P., Ray, M. (2007): Topiramate in the prophylaxis of pediatric migraine: a double-blind placebo-controlled trial. J Child Neurology, 22, 829-835.
57. Larsson, B., Sund, A. (2005): one-year incidence, course, and outcome predictors of frequent headaches among early adolescents. Headache, 45, 684-691.
58. Laurell K., Larsson, B., Eeg-Olofsson, O. (2004): Prevalence of headache in Swedish schoolchildren, with a focus on tension-type headache. Cephalalgia, 24, 380-388.
59. Lazarus, R., Averill, J., Opton, E. (1974): The psychology of coping: Issues of research and assessment. In: Coelho, G., Hamburg, D. & Adams, J.: Coping and Adaptation. S. 249-305. New York: Basic.
60. Lewis, D., Kellstein, D., Dahl G., Burke, B., Frank, L., Toor, S., Northam, R., White, L., Lawson, L. (2002): Children's ibuprofen suspension for the acute treatment of pediatric migraine headache. Headache, 42, 780-786.
61. Lewis, D., Ashwal, S., Hershey, A., Hirtz, D., Yonker, M., Silberstein, S. (2004): Practise parameter: Pharmacological treatment of migraine headache in children and adolescents. Neurology, 63, 2215-2224.
62. Lewis, D., Winner, P., Hershey, A., Wasiewski, W., (2007): Adolescent Migraine Steering Committee. Efficacy of zolmitriptan nasal spray in adolescent migraine. Pediatrics, 120, 390-396.
63. Linder, S., Mathew, N., Cady, R., Finlayson, G., Ishkanian, G., Lewis, D., Cabarrocas, X. (2006): A randomized, double-blind, placebo-controlled study of oral almotriptan 6.25 mg, 12.5 mg, and 25 mg in the acute treatment of migraine in adolescents. Neurology, 60, 152.
64. Linder, S., Dowson, A. (2000): Zolmitriptan provides effective migraine relief in adolescents. Int J Clin Pract, 54, 466-469.
65. Lohaus, A. (1989): Datenerhebung in der Entwicklungspsychologie: Problemstellungen und Forschungsperspektiven. Bern: Hans Huber Verlag.

66. Lohaus, A., Eschenbeck, H., Kohlmann, C.-W., & Klein-Heßling, J. (2006): Fragebogen zur Erhebung von Stress und Stressbewältigung im Kindes und Jugendalter. Göttingen: Hogrefe Verlag.
67. Lombard, M. (2008): Intercoder Reliability, Practical Resources for Assessing and Reporting Intercoder Reliability in Content Analysis Research Projects, Online-Publikation; http://astro.temple.edu/~lombard/reliability/
68. Ludvigsson, J. (1974): Propranolol used in prophylaxis of migraine in children. Acta Neurol Scand, 50, 109-115.
69. Lütschg, J., Vassella, F. (1990): Behandlung der kindlichen Migräne mit Flunarizin bzw. Propranolol. Schweiz Med Wochenschr, 120, 1731-1736.
70. Maxin, D., Smith, B. (1990): Der Schmerz im Denken und Erleben von Kindern. Eine entwicklungspsychologische Untersuchung. In: I.Seiffge-Krenke: Krankheitsverarbeitung bei Kindern und Jugendlichen. S. 39-55. Berlin: Springer Verlag.
71. MacDonald, J. (1994): Treatment of juvenile migraine with subcutaneous sumatriptan. Headache, 34, 581-582.
72. McGrath, P., McAlpine, L. (1993): Psychologic perspectives of pediatric pain. Journal of Pediatrics 122, 2-38.
73. McGrath, P. (1990): Pain In Children: nature, assessment and treatment. New York: The Guilford Press; S.1-40.
74. Mühlig, S. (1997): Schmerz und Schmerzbehandlung bei Kindern und Jugendlichen. Weinheim: Beltz, Psychologie Verlags Union.
75. Mühlig, S., Breuker, D., & Petermann, F. (2000): Schmerz. In: Petermann, F.: Lehrbuch der klinischen Kinderpsychologie und -psychotherapie. S. 587-621. Göttingen: Hogrefe Verlag.
76. Oelkers-Ax, R., Leins, A., Parzer, P., Hillecke, T., Bolay, H., Fischer, J., Bender, S., Hermanns, U., Resch, F. (2008): Butterbur root extract and music therapy in the prevention of childhood migraine: an explorative study. Europ J Pain, 12, 301-313.
77. Olness, K., McDonald, J., Uden, D. (1987): Comparison of self-hypnosis and propranolol in the treatment of juvenile classic migraine. Pediatrics, 79, 593-597.
78. Ostkirchen, G., Cizmowsky, T., Hachemi, H., Kamberg, J., Kelava, I., Thewes, B. et al. (2007): More Empathy for Children's view on Daily Pain Experiences. Poster presented on the 13th Congress of the International Headache Society, Stockholm, Sweden, 28.06.-01.07.2007.

79. Pakalnis, A., Kring, D. (2006): Zonisamide prophylaxis in refractory pediatric headache. Headache, 46, 804-807.
80. Pakalnis, A., Kring, D., Meier, L. (2007): Levetiracetam prophylaxis in pediatric migraine - an open-label study. Headache, 47, 427-430.
81. Petermann, F., Mühlig, S., Breuker, D. (1994): Verhaltensmedizinische Grundlagen der pädiatrischen Schmerzbehandlung. In: Petermann, F., Wiedebusch, S., Kroll, T. (Hrsg.): Schmerz im Kindesalter. S 61-103. Göttingen: Hogrefe Verlag.
82. Piaget, J. (1970): Piaget's theory. In: Mussen, P.: Carmichael's manual of child psychology, Vol.I, S. 703-732. New York: Wiley.
83. Pothmann, R. (1987): Calcium-antagonist flunarizine vs. low-dose acetylsalicylic acid in childhood migraine; a double-blind study. Cephalalgia; 7 Suppl 6, 385-386.
84. Pothmann, R. (1994): Migräne bei Kindern. In: Ensink, F, Soyka, D. (Hrsg.): Migräne. Aktuelle Aspekte eines altbekannten Leidens. S.477-500. Berlin: Springer Verlag.
85. Pothmann, R. (1999): Kopfschmerzen im Kindesalter. Stuttgart: Hippokrates Verlag.
86. Ramchandani, P., Hotopf, M., Sandhu, B., Stein, A. and the ALSPAC Study Team (2005): The Epidemiology of Recurrent Abdominal Pain From 2 to 6 Years of Age: Results of a Large, Population-Based Study. Pediatrics, 116, 46-50.
87. Ravens-Sieberer, U., Bullinger, M (1998): Assessing the health related quality of life in chronically ill children with the German KINDL: First psychometric and content-analytical results. Quality of Life Research.
88. Reiter, P., Nickisch, J., Merritt, G. (2005): Efficacy and tolerability of intravenous valproic acid in acute adolescent migraine. Headache, 45, 899-903.
89. Rief, W. & Freyberger, H. (2006): Somatoforme Störungen In: Förstl, H., Hautzinger, M., Roth, G. (Hrsg.): Neurobiologie psychischer Störungen. S.737-754. Heidelberg: Springer Verlag.
90. Roth-Isigkeit, A., Thyen, L., Raspe, H. H., Stöven, H., Schmucker, P. (2004): Reports of pain among German children and adolescents: an epidemiological study. Acta Paediatr, 93, 258-263.
91. Rushforth, H. (1999): Practioner Review: Communicating with hospitalized children: Review and application of research pertaining to children's understanding of health and illness. J. Child. Psychol. Psychiatry. 40, 683-691.
92. Saile, H., Scalla, P. (2006): Chronische Kopfschmerzen und Stress bei Kindern. In: Zeitschrift für Klinische Psychologie und Psychotherapie. S.188-195. Göttingen: Hogrefe Verlag.

93. Sawyer, M., Carbone, J., Whitham, J., Roberton, D., Taplin, J., Varni, J., Baghurst, P. (2005): The relationship between health-related quality of life, pain, and coping strategies in juvenile arthritis – a one year prospective study. Qual Life Res, 14, 1585-1598.
94. Seiffge-Krenke, I., Brath, K. (1990): Krankheitsverarbeitung bei Kindern und Jugendlichen - Forschungstrends und Ergebnisse. Berlin: Springer Verlag; S.3-22.
95. Sillanpää, M. (1977): Clonidine prophylaxis of childhood migraine and other vascular headaches. Headache, 17, 28-31.
96. Sillanpää, M., Koponen, M. (1978): Papaverine in the prophylaxis of migraine and other vascular headaches in children. Acta Paediatr Scand, 67, 209-212.
97. Snyder, C., Pulvers, K. (2001): Dr. Seuss, the coping machine, and "Oh, the Places You'll Go."
98. Sorge, F., Marano, E. (1985): Flunarizine v. placebo in childhood migraine: a double-blind study. Cephalalgia, 5 Suppl 2, 145-148.
99. Sorge, F., de Simone, R., Marano, E., Nolano, M., Orefice, G., Carrieri, P. (1988): Flunarizine in prophylaxis of childhood migraine: a double-blind, placebo-controlled, crossover study. Cephalalgia, 8, 1-6.
100. Spirito, A., Stark, L., Gil, K, Tyc, V. (1995): Coping with Everyday and Disease-Related Stressors by Chronically Ill Children and Adolescents. J. Am. Acad. Child. Adolesc. Psychiatry, 34, 283-290.
101. Tesler, M., Wegner, C., Savedra, M., Gibbons, P., & Ward, J. (1981): Coping strategies of children in pain. Issues Compr Pediatr Nurs, 5, 351-359.
102. Trautmann, E., Kröner-Herwig, B. (2000): Chronische Kopfschmerzen bei Kindern und Jugendlichen, Informationen und psychologische Behandlungsmöglichkeiten. Online-Publikation;http://www.psych.uni-goettingen.de/special/tbz/kinderkopfschmerz/infos.html
103. Trautmann, E., Lackschewitz, H., Kröner-Herwig, B. (2006): Psychological treatment of recurrent headache in children and adolescents - a meta-analysis. Cephalalgia, 26, 1411-1426.
104. Überall, M., Wenzel, D. (1999): Intranasal sumatriptan for the acute treatment of migraine in children. Neurology, 52, 1507-1510.
105. Varni, J., Waldron, S., Gragg, R., et al. (1996): Development of the Waldron / Varni pediatric pain coping inventory. Pain, 67, 141-15.

106. Victor, Ryan (2003): Drugs for preventing migraine headaches in children. Cochrane Database System Reviews; 4: CD002761.
107. Walker, L., Garber, S., van Slyke, D. (1997): Development and validation of the Pain Response Inventory for children. Psychol Assess, 9, 392-405.
108. Wang, F., van den Eden, S., Ackerson, L., Salk, S., Reince, R., Elin R. (2003): Oral magnesium oxide prophylaxis of frequent migrainous headache in children: a randomized, double-blind placebo-controlled trial. Headache; 43, 601-610.
109. Wiedebusch, S. (1994): Die Entwicklung des Schmerzbegriffs im Kindesalter. In: F. Petermann, S. Wiedebusch, T. Kroll: Schmerz im Kindesalter. S. 133-152. Göttingen: Hogrefe Verlag.
110. White, K., Farrell, A. (2006): Anxiety and Psychosocial Stress as Predictors of Headache and Abdominal Pain in Urban Early Adolescents. Journal of Pediatric Psychology, 31(6), 582-596.
111. Winner, P., Rothner A., Saper, J. (2000): A randomized, double-blind, placebo-controlled study of sumatriptan nasal spray in the treatment of acute migraine in adolescents. Pediatrics, 106, 989-997.
112. Winner, P. (2005): How do we diagnose migraine and childhood periodic syndromes? Curr Pain Headache Rep, 9 (5), 345-350.
113. Wöber-Bingöl, C., Wöber, C. (1996): IHS criteria for migraine and tension-type headaches in children and adolescents. Headache, 36, 231-238.
114. Wörz, R. (2001): Differenzierte medikamentöse Schmerztherapie. München: Urban & Fischer Verlag; S. 1-11
115. Zernikow, B. Berrang, J. (2003): Kopfschmerz bei Kindern. In: Diener, H.-C. (Hrsg.): Kopfschmerzen. S. 201-208. Stuttgart, New York: Georg Thieme Verlag.
116. Zubin, J., Spring, B. (1977): Vulnerability: A new view of schizophrenia. Journal of Abnormal Psychology, 86, 103-126.

13. Anhang

13.1 Tabellenverzeichnis

Tabelle 1: Prävalenzen rezidivierender Kopfschmerzen von der Vorschule bis zum Ende der Grundschulzeit
Tabelle 2: Primare Kopfschmerzen gemäß IHS-Klassifikation (2004)
Tabelle 3: IHS-Diagnosekriterien der Migräne ohne Aura (2004)
Tabelle 4: IHS-Diagnosekriterien der Migräne mit Aura (2004)
Tabelle 5: Diagnostische Kriterien von Vorläufersyndromen einer Migräne nach IHS-Klassifikation (2004)
Tabelle 6: Übersicht über die Diagnosen des Kopfschmerzes vom Spannungstyp nach IHS-Klassifikation (2004)
Tabelle 7: Diagnostische Kriterien des häufig auftretenden episodischen Kopfschmerzes vom Spannungstyp nach IHS-Klassifikation (2004)
Tabelle 8: Pragmatische Therapie der kindlichen Migräne auf Grundlage von Expertenerfahrung
Tabelle 9: Übersicht der angeführten Medikamentenstudien
Tabelle 10: Übersicht der vier Kategoriensysteme
Tabelle 11: Einteilung der Kategorien in die Subgruppen emotions-vs. problemorientiert und Vermeidung vs. Annäherung
Tabelle 12: Beschreibung der Stichprobe nach Geschlecht, Schmerzart, Lebensqualität
Tabelle 13: Absolute und prozentuale „geschlechtsspezifische" Verteilung der genannten Einheiten bei Kopfschmerzen
Tabelle 14: Absolute und prozentuale „schmerzspezifische" Verteilung der genannten Einheiten bei Kopfschmerzen
Tabelle 15: Absolute und prozentuale Verteilung der genannten Einheiten in Abhängigkeit von der Lebensqualität
Tabelle 16: Zusammenfassung der Hypothesentestung
Tabelle 17: Intercoderreliabilitäten für 111 Kinder
Tabelle 18: Fehleranalyse der Intercoderreliabilitäten für 111 Kinder
Tabelle 19a. Neuberechnete korrigierte Intercoderreliabilitäten für 111 Kinder
Tabelle 19b: Neuberechnete korrigierte Intercoderreliabilitäten für 111 Kinder

13.2 Abbildungsverzeichnis

Abbildung 1: Schematische Darstellung der Schmerzkomponente (nach Wörz)
Abbildung 2: Zusammenspiel der Faktoren des Diathese-Stress-Modells
Abbildung 3: Darstellung des Salutogenese-Modells nach Antonowsky (1979)
Abbildung 4: Verteilung der analysierten Einheiten aus den Schmerzinterview mit Viertklässlern
Abbildung 5: Mittlere Rangsummen der genannten Einheiten und Kategorien in der Kopfschmerzsituation und über alle vier Schmerzsituationen in Abhängigkeit vom Geschlecht
Abbildung 6: Mittlere Rangsummen der genannten vermeidungsorientierten Copingstrategien (Einheiten- und Kategorienebene) in der Kopfschmerzsituation und über alle vier Schmerzsituationen
Abbildung 7: Mittlere Rangsummen der genannten vermeidungsorientierten Copingstrategien (Einheiten- und Kategorienebene) in der Kopfschmerzsituation und über alle vier Schmerzsituationen
Abbildung 8: Mittlere Rangsummen der Kategorie 1: „konkrete Aktionen" in der Kopfschmerzsituation und über alle vier Schmerzsituationen
Abbildung 9: Mittlere Rangsummen der genannten Einheiten und Kategorien in Abhängigkeit von rezidivierenden Schmerzen in der Kopfschmerzsituation und über alle vier Schmerzsituationen
Abbildung 10: Mittlere Rangsummen der Kategorie 9: „physikalische Hilfe" in der Kopfschmerzsituation und über alle vier Schmerzsituationen
Abbildung 11: Mittlere Rangsummen der Kategorie 10: „pharmakologische Maßnahmen" in der Kopfschmerzsituation und über alle vier Schmerzsituationen
Abbildung 12: Mittlere Rangsummen der genannten Einheiten und Kategorien in Abhängigkeit von der Lebensqualität in der Kopfschmerzsituation und über alle vier Schmerzsituationen
Abbildung 13: Mittlere Rangsummen der genannten emotionsorientierten Copingstrategien in Abhängigkeit von der Lebensqualität in der Kopfschmerzsituation und über alle vier Schmerzsituationen

13.3 Abkürzungsverzeichnis

KG: Körpergewicht
LQ: Lebensqualität
KS: Kopfschmerz
Hyp: Hypothese
S: Situation
Hyp: Hypothese
E: Einheiten
K: Kategorien

Anhang A: Regelsystem und Anleitung zur Auswertung der Schmerzinterviews

Seite 1 des Regelsystems, Stand 25.01.2010

Regelsystem und Anleitung zur Auswertung der Schmerzinterviews
erstellt durch
Cizmowski Tanja, Hachemi Houyem, Kamberg Jenny, Kalava Ivana, Jennifer Kamberg, Konik Anna, Thewes Björn, Wiegemann Eva, Youn De Ae, Petersen Petra, Ostkirchen Gabriele

Zunächst einmal wird die generelle Vorgehensweise (A.) beschrieben, es folgen die Besonderheiten in den einzelnen Interviewbereichen im Überblick (B.) und schließlich die allgemeinen Regeln des Regelsystems (C.) - Wiederholungen sollen der Klarstellung dienen

A. Vorgehensweise

→ Rater (Auswerter) müssen ihre ausgewerteten Bögen immer mit ihren jeweiligen Kennzeichen versehen. Dieses schreibt man oben rechts auf das jeweilige Blatt (siehe Beispielblatt).

Doktorand		Kennzeichen
Björn	=	Rater 1
Ivana	=	Rater 2
Houyem	=	Rater 3
DoAE	=	Rater 4
Eva	=	Rater 5
Anna	=	Rater 6
Tanja	=	Rater 7
Jenny	=	Rater 8
Ina	=	Rater 9
Maria	=	Rater 10
Sandra	=	Rater 11
Hildegard	=	Rater 12
Rasheed	=	Rater 13
Emma	=	Rater 14
Caroline	=	Rater 15
Nadja	=	Rater 16
Cellyse	=	Rater 17
Ilena	=	Rater 18

→ Weiter müssen die Rater am Kopf jedes Interviewblattes jeweils kennzeichnen, ob sie Erst- oder Zweitrater sind (siehe Beispielblatt).
→ Folgende Situationen werden dem Kind durch ein Bild vorgegeben:

1. „Fahrrad"
<geschlechtsspezifisch>, d.h. ein Bild für Jungen, eines für Mädchen, die anderen Bilder zu den weiteren vier Schmerzsituationen sind geschlechtsneutral:

2. „Bauchschmerzen"

3. „Kopfschmerzen"

Seite 2 des Regelsystems, Stand 25.01.2010

4. „Arzt gibt Kind eine Spritze" fakultativ für Kinder mit Rheumaschmerzen
5. Rheumaschmerz"

→ Zunächst die Äußerungen zur Situation lesen, Äußerungen in Einheiten aufteilen und den entsprechenden Frage-/Schmerzbereichen (I. Schmerzbeschreibung, II. Schmerzursache, III. Coping bei Schmerzen, IV. Bindungsverhalten in Schmerzsituationen) zuordnen.

> **Definition der Analyseeinheit:**
> Jede sinnvoll vom Kind getätigte Aussage zu den vier Leitthemen
> > Schmerzbeschreibung
> > Schmerzursache
> > Schmerzbewältigung
> > Bindung
> ist eine Äußerung = Analyseeinheit. Diese kann aus einem Satz, einem prädikativen Zentrum, einem Halbsatz oder einem Stichwort bestehen.

→ Links neben die Situationsbeschreibung ein „ja" auf das getippte Interview schreiben, wenn das Kind diese Schmerzsituation aus eigenem Erleben kennt und ein „nein" wenn es diese Situation nicht aus eigenem Erleben kennt (siehe hierzu Regel 18).

→ Die Einheiten werden farblich umkreist und zwar passend zu den einzelnen Themen.

Zu I. „Schmerzbeschreibung" alle Einheiten mit ROT umkreisen.
Zu II. „Schmerzintensität" lediglich die cm/mm der Analogskala eintragen: entweder 0,5 cm oder 65 mm
Zu III. „Ursachenbeschreibung" alle Einheiten mit GELB umkreisen.
Zu IV. „Bewältigungsstrategien" alle Einheiten mit GRÜN umkreisen.
Zu V. „menschliche Bindungen" alle Einheiten mit BLAU umkreisen.

(Beispiel s. Beispielblatt)

Seite 3 des Regelsystems, Stand 25.01.2010

Beispiel für das Aussuchen und Einkreisen der zu analysierenden Einheiten:

Linker Seitenrand

Beispiel:

1.2

Kind sagt: „Das tut weh."

Kind sagt: „Dann heult man."

→ Die Anzahl der Einheiten (hier 2) – zusammen mit den römischen Kürzeln für den Frage-/Schmerzbereich an den linken Rand des entsprechenden Frage-/Schmerzblockes (I, III, IV, V) schreiben.

→ Als nächstes wird die entsprechende Kategorisierung für die Äußerung/Analyseeinheit herausgesucht und der Einheit entsprechend zugeordnet.

Merke:
→ Erst kategorisieren, wenn die Situation eindeutig klar ist.
→ Dann vermerkt man die entsprechende Kategorie unter der jeweiligen Einheit im Text und macht dazu einen Eintrag am rechten Seitenrand. Sie ist besonders wichtig, weil auf diese Weise das Eingeben in die SPSS-Datei eindeutiger ist.

→ Beispiel für das Festlegen der Kategorien nach dem im Anhang befindlichen Kategoriensystem

Rechter Seitenrand

1.2

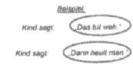

Beispiel:

Kind sagt: „das tut weh" 1.2

→ 2 Einheiten

Kind sagt: „dann heult man" I.11

Erklärungen: „2" „I" für Bereich Schmerzbeschreibung
„2" für Kategorie 1 „allgemeine Beschreibung, ohne genauere Spezifizierung"
„I.11" für Kategorie 2 „Beschreibung dessen, was das Kind bei Schmerz tut, Reaktion auf den Schmerz."

Kurzzusammenfassung:

→ Also die einzelnen Kategorien werden in der Reihenfolge des Auftretens im Text zusammen mit und in der gleichen Farbe der Schmerzbereichs-Nummer, auf die sie sich beziehen, rechts an den Rand geschrieben, damit die Auswerter es leichter haben, die einzelnen Ergebnisse zu den Schmerzbereichs- und Kategorienzuordnungen numerisch in die Ergebnisdatei einzutragen (hier siehe oben „1.2" und „I.11").
→ Und an den linken Seitenrand trägt man die Anzahl der Einheiten ein (hier siehe oben „1.2" für 2 Einheiten im Bereich Schmerzbeschreibung.)

Seite 4 des Regelsystems, Stand 25.01.2010

B. Besonderheiten in den einzelnen Interviewbereichen:

X0. Fall: Ein Interviewer hat die vom Kind gemachten Aussagen mitgeschrieben und nicht auf Band aufgenommen:

Es werden nur wortwörtliche Aussagen, die vom Interviewer mitgeschrieben oder aufgenommen wurden ausgewertet.
Ist der Auswerter nicht sicher, dass dies tatsächlich vom Interviewer gemacht wurde (z. B. weil das Diktiergerät defekt war) werden diese Aussagen vom Auswerter nicht gewertet.

Wurden Aussagen des Kindes stichpunktartig festgehalten, werden diese Aussagen auch nicht gewertet.

0. Situationsbeschreibung:

→ Die reine Situationsbeschreibung dient der Einstimmung des Kindes und wird nicht kategorisiert!
→ Das heißt keine Kategorisierung bei den Punkten 1,7,13 und 19

Ausnahme:
Stehen unter „0. Situationsbeschreibung" Aussagen, die nicht eindeutig der Situationsbeschreibung entsprechen, und können den diese vier Schmerzbereichen zugeordnet werden, so erfolgt eine Zuordnung zu den zuvor definierten Themen (I.-V., siehe dazu auch Regel Nr. 2).

Beispiel: Unter Schmerzbeschreibung:

Kind sagt: „Da ist ein Junge, zuviel Eis gegessen" und dann hat der Bauchschmerzen."

→ Diese Einheit passt zum Thema „III. Ursachenbeschreibung"
Und wird der Kategorie III.11 zugeordnet III.11

Also kennzeichnet man diese Einheit mit einem gelben Kreis (siehe Vorgehensweise) und schreibt am rechten Rand die Kategorien- Nummerierung wie besprochen hin.

I. Schmerzbeschreibung
17 Kategorien und die „1"- Kategorie, gemäß Kategoriensystem (siehe Anhang), weitere Beispiele siehe dort und im Regelsystem.

II. Schmerzintensität
> Angabe der Intensität in cm/mm
> Beispiel: 5,5 cm = 55mm, in der SPSS- Datei werden mm eingegeben

III. Ursachenbeschreibung:
19 Kategorien und die „2"- Kategorie, gemäß Kategoriensystem (siehe Anhang), weitere Beispiele siehe dort und im Regelsystem.

Seite 5 des Regelsystems, Stand 25.01.2010

IV. Bewältigungsstrategien:
22 Kategorien und die „Z"- Kategorie, gemäß Kategoriensystem (siehe Anhang), weitere Beispiele siehe dort und im Regelsystem.

→ Alle Bewältigungsstrategien, die das Kind nennen kann, werden kategorisiert.
→ Die Anzahl der Einheiten wird jedoch danach unterteilt in die Untereinheiten „A" und „B".
→ Vgl. hierzu Regel Nr. 21: Besonderheiten zum Fragebereich „Schmerzbewältigung"

Untereinheit A: bezieht sich auf Aussagen *über das Kind auf dem Bild* oder auf Aussagen *des interviewten Kindes*, sowie auf Aussagen, die andere Personen tätigen in Bezug darauf, *was das Kind selbst machen kann*.

Antworten auf die Frage: „Was kann dieses Kind auf dem Bild wohl tun, was keinst du *selbst* tun, damit es nicht mehr so weh tut?" Was schlägt dir jemand anderes vor, was du selber machen kannst?"

Beispiele:
Kind antwortet: „Das Kind sagt: Ich kann Bich hinlegen.", „Ich lege mich dann hin.", „Meine Mama sagt, das ich mich ausruhen soll."

Untereinheit B: bezieht sich auf Aussagen *über andere Personen*, die helfen konnten, bzw. deren Strategien, die anderen geholfen haben.

Antworten auf die Frage: „Was macht Mama, Papa, der Arzt in der Situation?"

Beispiel:
Kind antwortet: „Der Arzt gibt mir Tabletten" oder „Mama macht mir ein Pflaster drauf", „Meine Mama bringt mir ein Kühlpack" oder „Meine Mama legt sich hin."

V. Menschliche Bindungen:
16 Kategorien und die „Z"- Kategorie, gemäß Kategoriensystem (siehe Anhang), weitere Beispiele siehe dort und im Regelsystem.

→ In diesem Interviewbereich werden die Einheiten unterteilt in „A", „B" und „C":

Untereinheit A: für Aussagen, die sich auf Bindungspersonen für das *Kind auf dem Bild* beziehen.
Antworten auf die Frage: „Wen könnte das Kind auf dem Bild um Hilfe bitten?"

Untereinheit B: für Aussagen, die sich auf Bindungspersonen beziehen, die das *Kind für sich* benennt.
Antworten auf die Frage: „Wen könntest du um Hilfe bitten?"

Untereinheit C: für Aussagen, die nicht den Untereinheiten „A" oder „B" zugeordnet werden können, weil z.B. nicht deutlich wird, ob das Kind von sich selbst oder dem Kind auf dem Bild spricht.
Beispiel: Kind antwortet nur: „Mutter und Vater"

Seite 6 des Regelsystems, Stand 25.01.2010

C. Allgemeine Regeln - Regelsystem

0. Regel: Darstellung
Die Anzahl der Einheiten wird am **linken Textrand** für die einzelnen Fragebereiche (I., III., IV., V.) eingetragen (z. B. *III 3* bedeutet *3 Analyseeinheiten für Schmerzursachen*).

Also immer alle Einheiten pro Fragebereich

I	=	Schmerzbeschreibungen
III	=	Schmerzintensität
IV	=	Schmerzbewältigung
V	=	Bindung

zusammenzählen, unabhängig davon, wo im laufenden Text sie stehen.

Am **rechten Textrand** werden für jede Analyseeinheit die Kategoriennummern eingetragen.
(z. B. *III 2* bedeutet: III = Schmerzbereich (Fragebereich) = „Schmerzursache"
                        2 = Kategoriennummer auf Kategoriensystem im Schmerzbereich „Schmerzursache": „Kind nennt als Ursache einen Unfall, einen schmerzhaften Vorgang.")

→ **Und zwar werden die Kategorien an den rechten Textrand geschrieben, genau dort, wo sie im Text stehen.**

Beispiel:
Kind sagt: „Ich habe mir den Kopf gestoßen"   III 2

1. Regel: Abtippen bei Abschweifungen

Es werden *nur* die Kinderaussagen zu den vier Leitfragen (I. Schmerzbeschreibung, III. Schmerzursachen, IV. Schmerzbewältigung, V. Bindung in der Schmerzsituation) ausgewertet. Schweift ein Kind extrem vom Thema ab (z.B. *Wenn das Kind an dem Bild der ersten Schmerzsituation „Fahrrad" erzählt, dass es mit seinem neuen roten Fahrrad, dass 3 Gänge hat, gefahren ist usw.*), werden die zu dem selbst gewählten Thema formulierten Aussagen *nicht analysiert*. In Klammern deutet der Tipper auf die Auslassung weiterer, nicht zu analysierender, Inhalte hin. Geschrieben werden dann wieder die nächsten Aussagen zum Schmerzthema. Auch Beschreibungen von Abläufen/Prozessen anderer Themenbereiche sind als Abschweifungen zu werten.

Beispiel 1:
Kind sagt: „Ich koche mir einen Tee und um den Tee zu kochen, mache ich erst das Wasser heiß, dann kommt der Beutel in die Tasse, dann kommt da das heiße Wasser drauf und dann muss das erstmal ziehen, danach ruhe ich mich aus."

Geschrieben wird: „Ich koche mir einen Tee und um den Tee zu kochen... [Kind schweift vom Thema ab], danach ruhe ich mich aus."

Beispiel 2:
Kind sagt: „Ich lege mir ein Kornerkissen drauf und zwar packt man das Kornerkissen dann in die Mikrowelle um das warm zu machen und wenn das dann heiß ist, kann man das dann da drauf legen."

Geschrieben wird: „Ich lege mir ein Kornerkissen drauf. [Kind schweift ab]."

Seite 7 des Regelsystems, Stand 25.01.2010

→ Anstatt Beispiel 1 und 2 wortwörtlich abzutippen, schreibt der Auswerter *[Kind schweift vom Thema ab]* (siehe oben) und tippt erst wieder relevante Aussagen des Kindes wortwörtlich ab. Grundsätzlich werden *relevante Aussagen zu den Interviewbereichen aber immer wortwörtlich abgetippt.*

2. Regel Bildbeschreibungen

Das, was auf dem Bild tatsächlich zu sehen ist, und vom Kind beschrieben wird - ohne weitere Interpretation des Kindes - wird **nicht kategorisiert**. Es dient der Einstimmung des Kindes auf die Situation und dem Interviewer als Nachweis, dass das Kind die Bedeutung der Situation erkannt hat.

Beispiel 1
Kind sagt: „Das Kind ist vom Fahrrad gefallen und das Knie blutet."

→ **Keine** gültige Analyseeinheit; es erfolgt keine Kategorisierung. Das Kind beschreibt, was es auf dem Bild sieht, dort ist eben auch das blutende Knie zu sehen.

Sobald aber spezifische Aussagen zu den vier Fragebereichen geäußert werden, werden diese wie gehabt ausgewertet:

Beispiel 2:
(I 1)   Kind sagt: „Das Kind ist vom Fahrrad gefallen, das tut aber sehr weh"   (I 3)

→ **1 Analyseeinheit** im Schmerzbereich I. Schmerzbeschreibung, mit 1 Einheit für den Bereich I, diese ist zu kategorisieren in Kategorie 3 „allgemeine Beschreibung mit intensivierenden Beiwörtern zur Qualitäts/Intensität bzw. intensiven Beschreibung der Qualität".

Beispiel 2:
III 2   Kind sagt: „Vielleicht ist das Kind vor den Tisch gerannt oder hat sich gestoßen."   III 2, III 2

→ **2 Analyseeinheiten** im (Frage-)/Schmerzbereich III. Schmerzursachen, diese sind beide zu kategorisieren in Kategorie 2, „Kind nennt als Ursache einen Unfall oder einen schmerzhaften Vorgang."

3. Regel: Analyseeinheiten

Analyseeinheiten müssen immer zuerst in die Kategorien der Schmerzbereiche (I., III., IV., V.) eingeordnet werden, unter denen sie stehen. Erst wenn keine Kategorie dafür zur Verfügung steht, wird nach einer Kategorie unter einem anderen Fragebereich gesucht. *Jede Analyseeinheit darf nur einmal einer Kategorie zugeordnet werden.*

Beispiel 1:
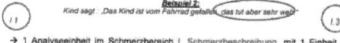
Schmerzbereich IV. - Schmerzbewältigung

Seite 8 des Regelsystems, Stand 25.01.2010

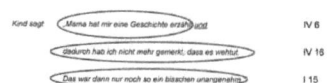

Kind sagt:	„Mama hat mir eine Geschichte erzählt"	IV 6
	„dadurch hab ich nicht mehr gemerkt, dass es wehtut"	IV 16
	„Das war dann noch so ein bisschen unangenehm"	I 15

4. Regel Kategorie Z „nicht einzuordnen"

In jedem Fragebereich gibt es eine „**Kategorie Z** ", die dann gewählt wird, wenn die Aussage in keine andere Kategorie eingeordnet werden kann.
Es soll aber *immer* erst versucht werden, die Aussage passend einzuordnen, bevor man die Kategorie Z verwendet, da diese nur für solche Aussagen gedacht ist, für die auch nach reiflicher Überlegung keine passende Kategorie gefunden werden kann. Einheiten für Kategorie Z werden nur ganz restriktiv vergeben, dann pro Fragebereich gesammelt und später wird gemeinsam über die Einteilung entschieden.

5. Regel Kategorie Y- Widersprüche

Sobald ein Kind sich widerspricht und es sagt, es habe zum Beispiel keine Schmerzen, aber in weiteren Fragestellungen seine Schmerzen anfängt zu beschreiben, wird am rechten Seitenrand dieser Widerspruch mit „Y" gekennzeichnet. Anschließend werden die Häufigkeiten für jede Schmerzsituation bzw. Interviewbereich (Fahrrad, Bauch-schmerzen, Kopfschmerzen, Spritze und Rheuma) gezählt und in die SPSS- Spalte „Y" am Ende eines jeden Interviewbereiches eingetragen.

Beispiel:
Kind sagt in Fragestellung „Schmerzbeschreibung":

„Ich habe keine Schmerzen"	Y
„Sie sind stechend, brennend"	16, 16
„und tun sehr weh"	

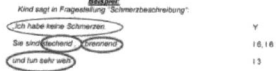

Die Aussageeinheit „Ich habe keine Schmerzen" wird nicht im Kategoriensystem eingeordnet bzw. die Anzahl der Einheiten nicht mit gezählt. Diese Aussage wird nur bei der Anzahl der „Y" mitgezählt.

Seite 9 des Regelsystems, Stand 25.01.2010

6. Regel — Unsicherheiten auf Seiten des Kindes

Wenn ein Kind seine Unsicherheit zum Ausdruck bringt: „Ich weiß nicht. Ich bin mir nicht sicher. Vielleicht... ich glaube..." und dann doch noch eine Aussage zur Fragestellung äußert, wird in diesen Fällen „weiß nicht, vielleicht..." nicht als Unsicherheit gewertet, bzw. die Aussage **„Weiß ich nicht" wird nicht als Einheit gezählt**, wenn danach noch eine konkrete Aussage vom Kind zu der Fragestellung gemacht wird.

Beispiel:
Kind sagt: „No, weiß ich nicht, die lange Hose anziehen."

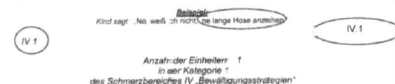

Anzahl der Einheiten: 1
in der Kategorie:
des Schmerzbereiches IV „Bewältigungsstrategien"

7. Regel — Vorgaben seitens der Testleiter

Aussagen, bei denen der Testleiter Vorgaben gemacht hat, die das Kind wiederholt, **werden nicht ausgewertet!** Bei Ermittigungen, noch etwas zu sagen, ohne dass eine direkte Vorgabe gemacht wird, werden die Aussagen des Kindes immer gewertet.

Beispiel 1:
Testleiter fragt: „Also wie fühlt sich das an? Piekst es, brennt es, sticht es?"
Kind antwortet: „Es piekst."
→ Die Aussage des Kindes wird nun **nicht** gewertet!

Beispiel 2:
Testleiter fragt: „Fällt dir den noch etwas ein?"
Kind antwortet: „Es piekst."

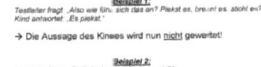

Die Aussage des Kindes wird nun gewertet!
Einordnung:
Schmerzbereich I „Schmerzbeschreibung"
Kategorie I. 6 „spezifische komplexe Kennzeichnung der Schmerzqualität"

8. Regel — Geschlossene Fragen

Antworten des Kindes auf geschlossene Fragen werden **nicht kategorisiert**, da sie keine selbstständige Formulierungsleistung darstellen. Sie sind daher wie eine Vorgabe des Testleiters zu bewerten (vgl. Regel 7) zu bewerten.

Beispiel:
Testleiter fragt: „Und die Wärmeflasche hat dann auch geholfen?"
Kind sagt: „Ja"

In diesem Falle erfolgt **keine** Kategorisierung nach IV 16. Kind sagt, dass eine Bewältigungsstrategie erfolgreich ist.

Seite 10 des Regelsystems, Stand 25.01.2010

9. Regel — Zuordnung

Gibt das Kind ungefragt z. B. auf die erste Frage zur Schmerzbeschreibung (I.) schon eine Antwort zur Beschreibung von Schmerzbewältigungsmechanismen (IV.), so werden die aus diesem Themenkreis stammenden Analyseeinheiten denen unter der Rubrik „Bewältigungsmechanismen" zugeordnet und dort gezählt.

Beispiel:
Bei der Schmerzbeschreibung (I.) sagt das Kind
„Das tut weh, aber da kann man auch Eis drauf tun" I.2

Die Analyseeinheit „Eis drauf tun" wird automatisch den Bewältigungsstrategien (IV.) zugeordnet, d.h. beim Zusammenzählen der einzelnen Analyseeinheiten bei den Bewältigungsstrategien, muss man diese Einheit dazuzählen.

10. Regel — Wiederholungen und Aufzählungen

Auch wenn in einer Aussage wortwörtlich nochmals das Gesagte wiederholt wird (z.B. gleiche Wörter), wird für jede Wiederholung eine Einheit gezählt.

Beispiel:
Bei Schmerzbeschreibung (I.) rechter Seitenrand

Kind sagt: „... und dann kann man dann kriegt man z.B.
Kopfschmerztabletten oder ja ne IV. 10
Wärmeflasche, kann man sich oder ne Kühlakku drauf legen" IV. 9
 IV. 9

Bei Bewältigungsstrategien (IV.):
Das Kind sagt wieder: „... und da kann man nie Kopfschmerztabletten nehmen IV. 10
oder ne Wärmeflasche kann man sich... IV. 9
oder nen Kühlakku drauf tun" IV. 9

linker Seitenrand:

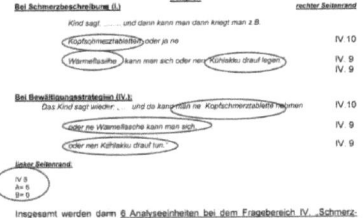

Insgesamt werden dann 6 Analyseeinheiten bei dem Fragebereich IV. „Schmerzbewältigung" gezählt und 6 Bewältigungsstrategien kategorisiert (am linken Seitenrand notiert man die Anzahl der Einheiten insgesamt (IV 6; A = 6; B = 0) und am rechten Seitenrand werden die einzelnen Kategorien notiert).

Seite 11 des Regelsystems, Stand 25.01.2010

Genauso werden bei Aussagen, die vom Sinn her das Gleiche meinen, die wörtlich aber anders formuliert sind, die Einheiten einzeln gezählt.

Beispiel:
Bei Schmerzursache (III.)

Kind sagt: „Phn- das sind manchmal, ja akhs, dass die Haut dann weg ist" III. 17
und dann ahm, stoßt man auf das Fleisch und III. 18
wenn das Fleisch angegriffen wird III. 18
das tut dann schon weh. I.2

→ Anzahl der Einheiten
für die Ursachen: 3
für die Beschreibung: 1

Unabhängig davon, ob für gleiche Sachverhalte sich wiederholende oder gleiche Aussagen verwendet werden, **es wird immer für jeden Sachverhalt eine Einheit vergeben und jeweils jede Einheit neu kategorisiert!!**

Auch bei Aufzählungen wird jede Aussage einzeln gezählt, d.h. **wenn ein „und", oder ein „oder" zwischen den Aussagen steht, wird jede Aussage als eine Einheit gewertet, auch wenn man das Gefühl hat, das es nur eine Einheit ist!**

Beispiel:
Bei Bewältigungsstrategien (IV.)

Kind sagt: „Dann spiel ich mit Moni und im, im mir alleine oder mit anderer Freundin" IV. 6, IV. 6, IV. 6, IV. 6

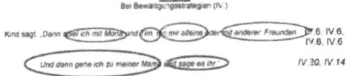

Und dann gehe ich zu meiner Mama und sage es ihr IV. 30, IV. 14

11. Regel — Vergabe der „-9" in der SPSS-Datei

Wurde vom Interviewer eine Frage vergessen und konnte das Kind deswegen nicht auf diese Frage antworten, so wird diese Frage **mit „-9"** gekennzeichnet. D. h. in das SPSS-Programm werden alle Unterkategorien auch mit „- 9" eingetragen/eingegeben.

Das gleiche gilt für die Fragestellung II. wenn die Frage vergessen wurde zu stellen, wird eine „-9" bzw. -9,00 eingegeben.

Beispiel:
Bei Frage IV (wurde vom Interviewer nicht gestellt)
A: -9
B: -9
Alle anderen Kategorien: -9

Bei Frage II („Wie stark waren bei dir die Schmerzen?") wurde vom Interviewer nicht gestellt:
-9,00 wird nun in die SPSS eingetragen und auf dem auszuwertenden Interviewblatt notiert

---

Seite 12 des Regelsystems, Stand 25.01.2010

Besonderheit:
In dem Fall, wenn ein Interviewer die Frage II gestellt hat, aber das Kind nicht antwortet bzw. nichts auf der Skala eingestellt hat, vergibt man eine „0" bzw. 0,00.

12. Regel — Antworten unter einer anderen Fragestellung

Wenn der Interviewer eine Fragestellung nicht stellt und das Kind aber auf die nicht gestellte Frage unter einer anderen Fragestellung eine Aussage dazu macht, werden die Aussagen zu der nicht gestellten Frage genauso gewertet als wäre die Frage gestellt worden.
Es ist in diesem Fall nicht so wichtig, ob die Frage gestellt worden ist oder nicht. Die Aussagen des Kindes stehen hierbei im Vordergrund.

Beispiel:
Bei Ursachenbeschreibung (III.)

Kind sagt: „Das tut weh, weil die Haut auf ist I.2
 III. 17
und dann kommt andere die Wunde reinigen" IV 11

Bei Bewältigungsstrategien (IV.)
Frage nicht gestellt, aber eine Aussage bei III wurde dazu gemacht.

→ Dann gibt man das bei IV wie folgt in die SPSS – Datei ein:
A: 0
B: 1
Kategorie 11: 1
Alle anderen Kategorien: 0

13. Regel — Unklarheiten Seitens der Rater

Bei Unklarheiten des Raters, bitte immer zur Vergewisserung in das Original-Interview reinhören um sicherzustellen, ob z.B. der Interviewer oder das Kind die Aussage wirklich erwähnt hat.

Beispiel
„Zwei hast du ja schon gesagt: man muss zur Toilette und hat zu viel Eis gegessen
Fällt dir noch eine Ursache ein?"
„Weil da jemand vorgeschlagen hat"

In dem abgetippten Interview ist nur „zu viel Eis gegessen" in der Situationsbeschreibung abgetippt worden. Nun weiß der Rater nicht, ob das Kind „man muss zur Toilette" wirklich gesagt hat, weil das nirgendwo steht. **Also immer bei Unklarheiten nochmals ins Interview reinhören. Erst dann kann die Aussage des Kindes gewertet werden.**

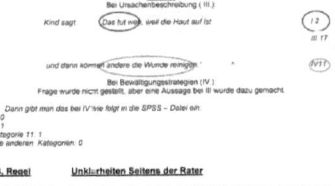

Seite 13 des Regelsystems, Stand 25.01.2010

14. Regel: Beurteilung im Satzgefüge
Die Einheiten bei der Kategorisierung immer im ganzen Satz beurteilen, d.h. Beiwörter beachten.

Beispiel: "Als hätte jemand rein geschlagen."   I 7
→ Einheiten: (1)

"Als" zeigt, dass die Einheit in die Kategorie 7 gehört (Metapher)
"Jemand hat reingeschlagen" → hier würde die Einheit in die Kategorie 8 eingestuft

15. Regel   Auswertung bei "Dasselbe", "Das Gleiche" oder "Auch"
Wenn ein Kind auf die Frage: "Und was machst du?"/"Wen bittest du um Hilfe?" mit "dasselbe", "das Gleiche" oder "Auch" antwortet, dann wird diese Aussage auch als Einheit gewertet und kategorisiert, und zwar mit der entsprechenden gleichen Kategorie.
1. Beispiel:
Bei Schmerzbewältigung IV:
Kind antwortet: eine Wärmflasche drauf machen "Und was machst Du?" "Dasselbe"   IV 9
                                                                                    IV 9
2. Beispiel:
Bei Schmerzbindung V:
Interviewer fragt: "Wen könnte das Kind in der Situation um Hilfe bitten?"
Kind antwortet: Die Mutter   V1
Interviewer fragt: "Wen könntest du um Hilfe bitten?"
Kind antwortet: Ja auch oder Mein Vater   V1,V2
Insgesamt: V A: 1
              V B: 2
              V C: 0

16. Regel   Schmerzsituation aus eigenem Erleben kennen (Kind)
Bei der Fragestellung "Situationsbeschreibung" wird am linken Seitenrand mit "Ja" oder "Nein" gekennzeichnet, ob das Kind die Schmerzen aus eigenem Erleben kennt oder nicht. Bei der Entscheidung für ein "Ja" (Kind kennt die Schmerzen) bzw. "Nein" (Kind kennt die Schmerzen nicht) wird wie folgt vorgegangen:
a.) Hat der Interviewer die Frage gestellt: "Und kennst du die Schmerzen?";
    Kind sagt: "Ja" →
    Es wird ein "Ja" links neben der Situationsbeschreibung eingetragen und in der SPSS-Datei eine 1 für "Kind kennt den Schmerz" vergeben.

Seite 14 des Regelsystems, Stand 25.01.2010

b.) Beschreibt das Kind die Schmerzen, die es hat oder die es sich vorstellt, wird ein "Ja" links neben der Situationsbeschreibung eingetragen und in der SPSS-Datei eine 1 vergeben.

c.) Gibt das Kind auf der VAS eine Zahl an → wird auch ein "Ja" links neben der Situationsbeschreibung eingetragen und in der SPSS-Datei eine 1 vergeben.

Erst wenn das Kind EXPLIZIT äußert, die Art der Schmerzen NOCH NIE empfunden zu haben → vergibt man eine "0".

Und nur dann wird eine "9" vergeben, wenn aus dem Antwortkontext nicht zu entnehmen ist, ob das Kind die Schmerzen kennt, oder nicht.

Beispiele:
Interviewer: "Kennst du die Schmerzen?"
Kind sagt: "Ja" →
wird in die SPSS-Spalte 0 eine 1 eingetragen, bzw. auf dem Interviewblatt links neben der Situationsbeschreibung ein "Ja" eingetragen.

Unter Fragestellung I "Schmerzbeschreibung":
Kind sagt: "Das drückt und schmerzt" →
wird in die SPSS-Spalte 0 eine 1, bzw. auf dem Interviewblatt links neben der Situationsbeschreibung ein "Ja" eingetragen.

Unter Fragestellung IV:
Kind gibt auf einer VAS von 1-10 an die Zahl 8 als "Bin noch nie vom Fahrrad gefallen" →
wird in die SPSS-Spalte 0 eine 1 eingetragen, bzw. auf dem Interviewblatt links neben der Situationsbeschreibung ein "Ja" eingetragen.

Im ganzen Interview:
Kind: "Ich weiß nicht wie das ist. Bin noch nie vom Fahrrad gefallen." → wird in die SPSS-Spalte 0 eine 0 eingetragen, bzw. auf dem Interviewblatt links neben der Situationsbeschreibung ein "Nein" eingetragen.

Bei dem Fall, das das Kind sich zu Fragestellung äußert und dann noch sagt, dass es die Schmerzen nicht kennt, steht die Aussage das es die Schmerzen nicht kennt im Vordergrund, also die 0, bzw. auf dem Interviewblatt links neben der Situationsbeschreibung ein "Nein" eingetragen.

17. Regel   Besonderheiten bei Schmerzbeschreibung (I.)
a.) Wenn ein Kind eine Aussage macht zu der Fragestellung I Kategorie 6 (Spezifische komplexe Kennzeichnung der Schmerzqualität) und gleichzeitig abgeschwächte (Kategorie 15) oder intensive Beiwörter (Kategorie 3) dazu sagt, steht die spezifische komplexe Kennzeichnung der Schmerzqualität immer im Vordergrund.
Die Einheit "es drückt ein bisschen" darf nicht laut Regel Nr.3, getrennt kategorisiert werden. Es ist eine Einheit und wird einmal kategorisiert.

Beispiel:
Bei Schmerzbeschreibung (I.)
Kind sagt: "Das drückt ein bisschen"   I 6

Seite 15 des Regelsystems, Stand 25.01.2010

Kind sagt: "Das sticht am Bein."   I 8
Kind sagt: "Das zieht sehr stark."   I 8
Die Aussagen "drückt, sticht, zieht" stehen hier im Vordergrund und werden in Kategorie I. 8 einsortiert.

b.) Wenn ein Kind eine unspezifische Schmerzaussage macht ("Das tut weh, das schmerzt." (Kategorie 15)) und diese mit abgeschwächten (Kategorie 15) oder intensiven (Kategorie 3) Beiwörtern kombiniert. Stehen die Beiwörter jeweils im Vordergrund.
Beispiel:
Bei Schmerzbeschreibung (I.):
Kind sagt: "Da fühlt man ein klein bisschen Schmerz"   I 15
"klein bisschen Schmerz" steht nun das "klein bisschen" im Vordergrund und wird in Kategorie I15 einsortiert

c.) Bei ungenauen Aussagen zu den Lokalisationen der Schmerzen steht der Schmerz im Vordergrund
Beispiel:
Bei Schmerzbeschreibung (I.):
Kind sagt: "Da tut der Bauch weh"   I 2
Kind sagt: "Es schmerzt der Kopf"   I 1

d.) Sobald aber genaue und spezifische Angaben zur Lokalisation der Schmerzen gemacht werden, steht die Lokalisation der Schmerzen im Vordergrund
Beispiel:
Bei Schmerzbeschreibung (I.):
Kind sagt: "Das tut so um dem Bauchnabel herum weh."   I 9

Seite 16 des Regelsystems, Stand 25.01.2010

18. Regel   Einsortieren "Mama fragen", "Mama gehen"
Nennt ein Kind die Aussage "Mama fragen", "zu Mama gehen" unter den anderen Fragestellungen I. – III. steht die Fragestellung IV. für die Einteilung immer im Vordergrund!

Beispiel:
Kind sagt: "Das tut weh und dann frage ich meine Mama."   I 2, IV 14
Bei Schmerzursache (III.)
Kind sagt: "Weil ich mir den Kopf gestoßen habe"   III 2
und dann gehe ich zu meiner Mama   IV 20

Ansonsten wird unter Fragestellung IV und V immer nach Regel 3 vorgegangen.
Bei Fragestellung IV
Kind sagt: "Das sage ich der Mama"   IV14
Bei Fragestellung V:
Kind sagt: "Ich frage der Mama"   V 1

19. Regel   Aussagen zu anderen Personen
Macht ein Kind Angaben zu anderen Personen, wie diese Personen den Schmerz empfinden oder was sie in der Situation machen, damit der Schmerz besser wird.
Werden alle Einheiten, die es zu den Fragestellungen I. / IV. macht jeweils unter I.12 (Beschreibung, wie eine andere Person des Umfeldes Schmerzen hat) bzw. unter IV.15 (Beschreibung von Bewältigungsstrategien anderer) eingeordnet.

Beispiel:
in Frage-/Schmerzbereich I:
Kind sagt: "meine Tante hat Rheuma"   I.12
und kann ihre Finger nicht bewegen   I.12
und hat ganz geschwollene Gelenke   I.12

100

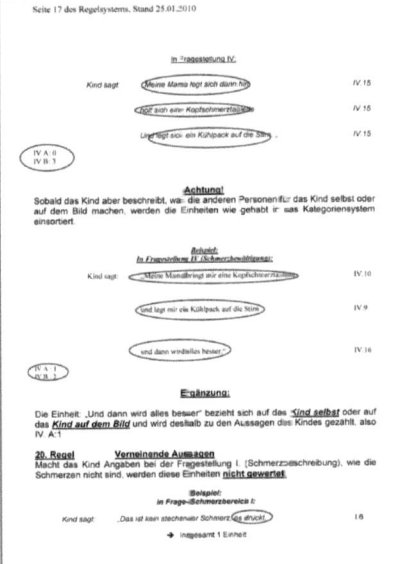
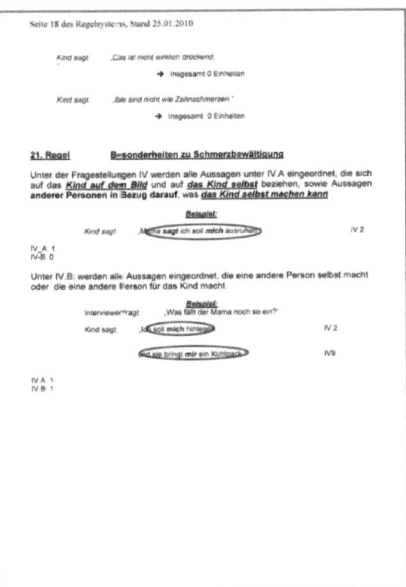

Anhang : B
Essener Kinderschmerzinterview für Kopfschmerzen

Code-Nr. [ ]   Vorname des Kindes: [ ]

Geschlecht: ○ männl.   ○ weibl.   Alter:

Vorschule / Schulklasse: [ ]

Schmerzsituation: Kopfschmerzen

1. **Situationsbeschreibung:**
   „Was siehst Du auf dem Bild? Beschreibe mir einmal, was da passiert ist."

2. **Schmerzbeschreibung:**
   „Die Familie Aralamos kennt keine Schmerzen. könntest Du ihnen einmal erzählen, wie sich diese Schmerzen anfühlen? Beschreibe das einmal ganz genau."

3. **Einschätzung der Schmerzintensität:**
   a) Wie stark sind die Schmerzen wohl bei dem Kind? [ ]
   b) Wie stark waren die Schmerzen bei Dir? [ ]

4. **Ursachenbeschreibung:**
   „Wiso tut das weh? Was glaubst Du, welches die Ursache dafür ist?"

5. **Beschreibung der Bewältigungsstrategien:**
   „Was kann dieses Kind wohl tun, damit es nicht mehr so wehtut? Was hast Du getan, damit der Schmerz weniger wurde?"

A 6. **Frage nach menschlichen Bindungen:**
   „Wen könnte das Kind in der Situation um Hilfe bitten? Wen könntest Du in dieser Situation um Hilfe bitten?"

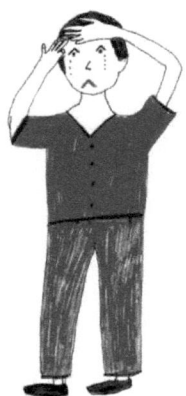

Anhang C: Kategoriensystem

Kate-gorien Nr.	Fragestellung IV: Was kann das Kind / was kannst Du tun, damit es besser wird? Fragestellung: Schmerzbewältigung	Beispiele
1.	Bewältigung durch konkrete Aktionen (gezielt schmerzlindernd)	dann gehe ich an die frische Luft, dann muss man zur Toilette gehen, Zwieback essen die Spritze muss man rausholen, die Zähne zusammen kneifen husten, dann bin ich Fahrrad gefahren (Bewegung bei Rheuma), die Hand drauf halten, beide Gelenke entlastet, Schonhaltung, Kopf massieren, Haut spannen (bei der Spritze) da bin ich abgehauen, bevor ich die Spritze kriege
2.	Bewältigung durch Abschirmung, Entspannung, Ausruhen, Schlafen	dann entspanne ich mich, ruhe mich aus, sich hinlegen, in Ruhe ein- und ausatmen, nicht zu hektisch atmen,
3.	Bewältigung durch bewußte Handlungsunterlassung, behavioral	dann gehe ich nicht mehr nach draußen, nicht versuchen zu schlafen, kein Fernseh gucken, keine Musik hören, nicht so viel gegessen, nicht schreien, nicht so schnell austrinken, nicht so strak belasten
4.	Bewältigung durch bewußte Handlungsunterlassung, kognitiv	dann versuche ich nicht mehr zu denken, nicht darauf konzentrieren
5.	Bewältigung durch positive Selbstinstruktion	dann denke ich an etwas Schönes, denke ich: ich hab doch nur getraumt, dann lach ich da versuche ich mich zu beruhigen,denke ich an etwas anderes
6.	Bewältigung dadurch, dass man sich ablenkt, etwas Schönes tut	dann nehm ich mir extra etwas Schönes vor, auf das ich mich freu, ich spiele dann, Mama liest vor, dann kriegt man eine Belohnung, dann lese ich, irgendwohin gehen, da gucke ich Fernseh, dann spiel ich mit flora
7.	Bewältigung durch Durchhalten / Weitermachen	das mußt du einfach aushalten, ich hab mich daran gewöhnt
8.	Bewältigung durch Resignation; Neue Emotionsregulation oder Formen der Resignation	warten bis das Fieber weg ist, warten bis es besser geht, dann bin ich wieder aufgestanden da kann man nichts tun, gar nichts, ich hab da zu gucket, es weint, heult , schreit
9.	Bewältigung durch physikalische Hilfsmittel	Körnerkissen, was Kühles drauf; Verband, Pflaster, Bewegungsbad, Kältetherapie, Kältekammer, Warmetherapie
10.	Bewältigung durch pharmakologische Maßnahmen	dann nehm ich eine Tablette, dann gibt mir die Mama Medizin, dann trinke ich einen Tee, Pfefferminzöl, Salbe
11.	Bewältigung durch Arzt- / Krankenhausbesuch; medizinische Behandlung	dann geh ich zum Arzt / ins Krankenhaus, Wundreinigung, Blut abwaschen, dann macht man eine Punktion, das wird dann verödet, man bekommt eine Betäubung Krankengymnastik, TENS, Akupunktur, was in der Apotheke holen, Wunde sauber halten
12.	Bewältigung durch Vermeidung des Arztbesuches	man sollte nicht immer gleich zum Arzt gehen
13	Bewältigung durch magische Maßnahmen	dann bete ich zum lieben Gott, ich nehme einen Angststein „Zauberpflaster" das hat aber auch nicht geholfen
14.	Bewältigung durch Wunsch nach o. erlebtem emotionalem/sozialem Beistand	dann legt sich Papa zu mir und kuschelt, Mutter sagen, Eltern sagen, Mutter fragen „Arzt fragen" Pflegepersonal sagen, Mama halt mir die Hand, ihn trosten
15.	Beschreibung von Bewältigungsstrategien anderer	der hat dann einen Kopfstand gemacht, der Papa macht das so, meine Mama holt sich ne Kopfschmerztablette
16.	Kind benennt, daß eine Bewältigungsmaßnahme erfolgreich war / ist	danach war alles weg, dann wird alles besser,
17.	Kind benennt, daß eine Bewältigungsmaßnahme nicht erfolgreich war	das hat aber auch nicht geholfen
18.	Bewältigung durch Vermeidung , durch nicht sehen wollen	damit man das nicht sieht,wegschauen, Augen zu und durch
19.	Coping- / Prophylaxe-Strategien	gut, dass ich einen Helm aufhatte, sich umgucken, nächste mal Schoner tragen, aufpassen, (Bei der Spritze: Arm ruhig halten / ruhig hinlegen
20.	Bewältigung durch Hilfe holen	Dann hole ich meine Mama, ich lasse mir vom Arzt helfen, nach Hause gehen, dann gehe ich zu meinen Eltern, Hilfe rufen, Feuerwehr anrufen
21.	Kind nennt ein spezifisches Medikament	MTX, Buscopan, Ibuprofen,Bepanthen, Cortison, Paracetamol, Ibuproxen,EMLA-Pflaster
22.	Kind kennt keine Bewältigungsmöglichkeit	ich weiß nicht
Z	nicht einzuordnen	

14. Danksagung

Ich möchte mich bei allen bedanken, die an der Entstehung dieser Doktorarbeit mitgewirkt haben: ganz besonders bei den liebenswerten Viertklässlern, mit denen ich bei der Zusammenarbeit großen Spaß hatte; bei den verständnisvollen Eltern und überaus kooperativen Schulleitern und Klassenlehrerinnen.

Ganz besonders möchte ich Herrn Professor Dr. med. H.-C. Diener, dem Direktor der Klinik für Neurologie des Uniklinikums Essen, danken, dass er mir in meinem Alter den Traum von einer Promotion ermöglicht hat und mich an dem interessanten Forschungsprojekt teilnehmen ließ.

Frau Dr. G. Ostkirchen möchte ich danken, dass sie mir in der ganzen Zeit mit Rat und Tat zur Seite stand. Ihr Engagement für dieses Forschungsprojekt ist bewundernswert und ihre Betreuung der Doktoranden vorbildlich. Mit ihrer fachlichen und emotionalen Unterstützung, aber auch knallharten Kritik fühlte ich mich immer gut aufgehoben.

Herrn Dr. Charly Gaul, dem Leiter des Kopfschmerzzentrums der Neurologie des Uniklinikums Essen, danke ich für das schnelle und kritische Korrekturlesen meiner Arbeit.

Frau Dr. Tanja Boes, Mitarbeiterin des Instituts für Medizinische Informatik, Biometrie und Epidemiologie, danke ich für die Anmerkungen und Erläuterungen in Bezug auf die statistische Auswertung der Daten.

Ich bedanke mich herzlichst bei Angela Voß, die mir mit ihrer Kompetenz als Mediengestalterin beim Formatieren der Arbeit unendlich geholfen hat. Vielen Dank!

Mein Dank gilt meinem geduldigen Ehemann Christian, der mich tatkräftig während der gesamten Promotionszeit unterstützt und aufgebaut hat, wenn ich frustriert war.
Auch meinen drei Kindern Philip, Jonas und Felix danke ich dafür, dass sie sooft auf meine Anwesenheit und Aufmerksamkeit verzichten mussten. Danke!

Meinen Eltern Carola und Dr. Gerhard Meyer danke ich für die Selbstverständlichkeit und Finanzierung meines Studiums. Vielen Dank!

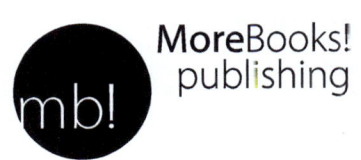
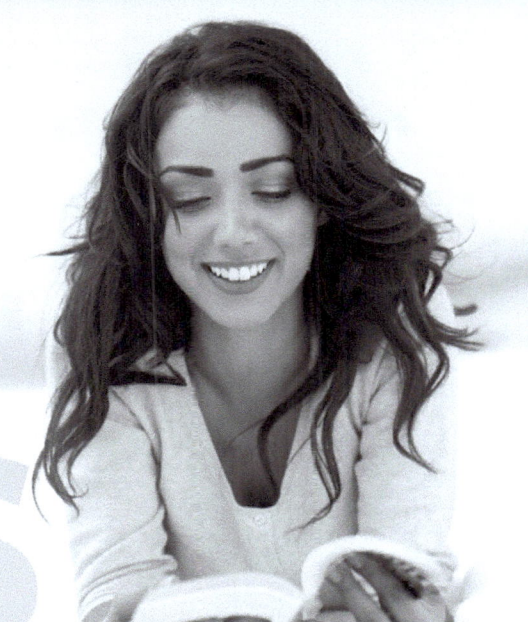

i want morebooks!

Buy your books fast and straightforward online - at one of world's fastest growing online book stores! Environmentally sound due to Print-on-Demand technologies.

Buy your books online at
www.get-morebooks.com

Kaufen Sie Ihre Bücher schnell und unkompliziert online – auf einer der am schnellsten wachsenden Buchhandelsplattformen weltweit! Dank Print-On-Demand umwelt- und ressourcenschonend produziert.

Bücher schneller online kaufen
www.morebooks.de

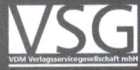

VDM Verlagsservicegesellschaft mbH
Heinrich-Böcking-Str. 6-8   Telefon: +49 681 3720 174   info@vdm-vsg.de
D - 66121 Saarbrücken   Telefax: +49 681 3720 1749 www.vdm-vsg.de

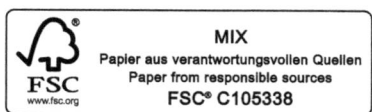

Printed by Books on Demand GmbH, Norderstedt / Germany